Reese/Constien/Schäfer
Richtig einkaufen bei
Nahrungsmittel-Allergien

W0070020

Die Autorinnen:

Die 3 Autorinnen dieses Ratgebers sind ausgewiesene
Expertinnen auf dem Gebiet der Nahrungsmittel-Allergien und -Unverträglichkeiten. Während ihrer langjährigen Arbeit in der Ernährungsberatung entstand der
Wunsch, ein kleines handliches Buch für Allergiker zu
schreiben.

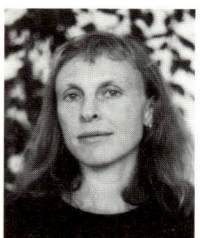

Dr. Imke Reese ist selbstständige
Ernährungsberaterin mit dem
Schwerpunkt Lebensmittel-Aller-
gien. Promoviert hat sie im Rahmen
ihrer langjährigen Tätigkeit im Bereich Allergologie der Charité Hautklinik, Berlin.

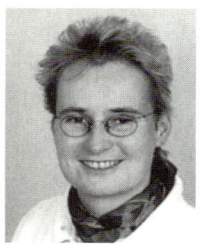

Anja Constien ist Diätassistentin
und Ernährungsberaterin/DGE und
arbeitet in der Ernährungsberatung
der Klinik für Dermatologie des
MHH und Klinikum Region Hanno-
ver GmbH – Hautklinik Linden.

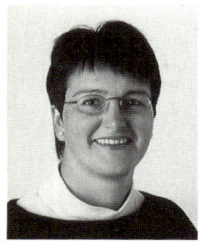

Christiane Schäfer ist Diplom-
Oecotrophologin und arbeitet als
freie Mitarbeiterin in einer allergo-
logischen Schwerpunktpraxis in
Hamburg im Bereich Ernährungsberatung.

Dr. rer. medic. Imke Reese
Anja Constien, Diätassistentin
Dipl. oec. troph. Christiane Schäfer

Richtig einkaufen bei
Nahrungsmittel-
Allergien

❙ Mehr Sicherheit beim Einkauf,
im Restaurant und im Ausland

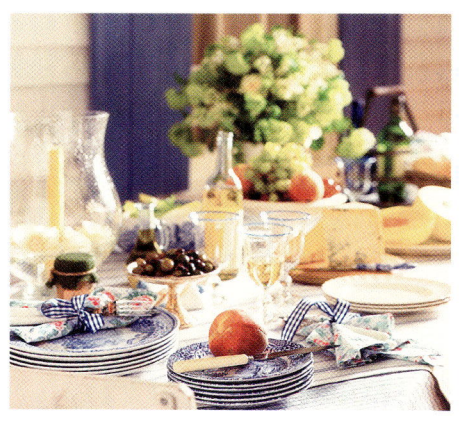

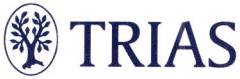

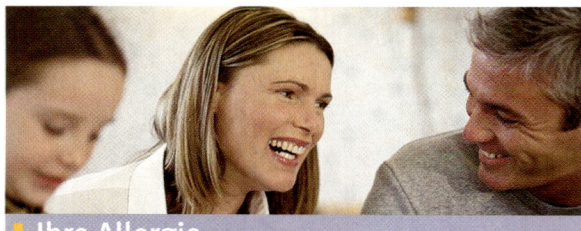

Ihre Allergie

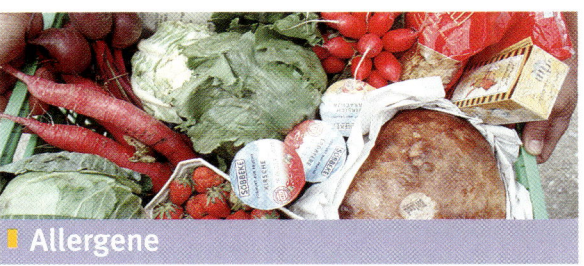

Allergene

Die verschiedenen Allergene

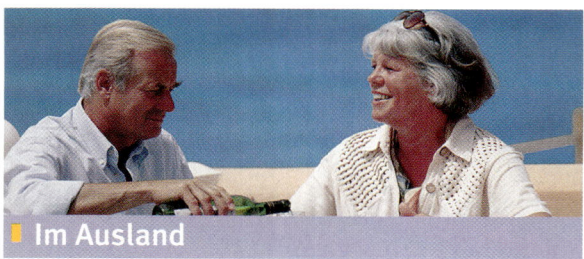

Im Ausland

Liebe Leserin, lieber Leser,

Eine Nahrungsmittelallergie! Mit dieser Diagnose haben Sie nicht gerechnet oder gehofft, dass sich Ihr Verdacht nicht bestätigt. Wie schaffen Sie sich wieder Ihre gewohnte Lebensqualität? Sind die Einschränkungen so erheblich, dass Sie mit der Umsetzung nicht klarkommen? Wie sieht das Alltagsmanagement eines Nahrungsmittelallergikers aus?

Am liebsten hätten Sie Listen, die Ihnen genau sagen, welche Produkte Sie wie gewohnt weiter kaufen können und wo Vorsicht geboten ist. Das ist bei einer Allergie schwierig, da sich Rezepturen laufend ändern können und die Hersteller nur in seltenen Fällen vollkommene Allergenfreiheit garantieren können. Möglicherweise vertragen Sie kleinste Menge ohne Probleme, ein anderer Nahrungsmittelallergiker aber reagiert auch auf Spuren mit heftigen Reaktionen.

Trotzdem gibt es natürlich hilfreiche Tipps, die den Umgang mit einer Nahrungsmittelallergie daheim, unterwegs und im Urlaub erleichtern. Die sind für Sie in diesem kleinen Einkaufsführer übersichtlich zusammengestellt. Damit Sie mehr Lebensqualität und Sicherheit bei der Auswahl von Lebensmitteln bzw. beim Einkauf bekommen, geben wir Ihnen im vorliegenden Buch wertvolle Ratschläge.

Nehmen Sie sich die Zeit, sich auf Ihre Allergie einzustellen. Denn durch eine konsequente Ernährungsumstellung können Sie »Ihrem« Allergen aus dem Weg gehen. Verwöhnen Sie sich mit leckeren, frischen Speisen, die Ihnen Sicherheit und Lebensqualität bieten.

Anja Constien, Imke Reese und Christiane Schäfer

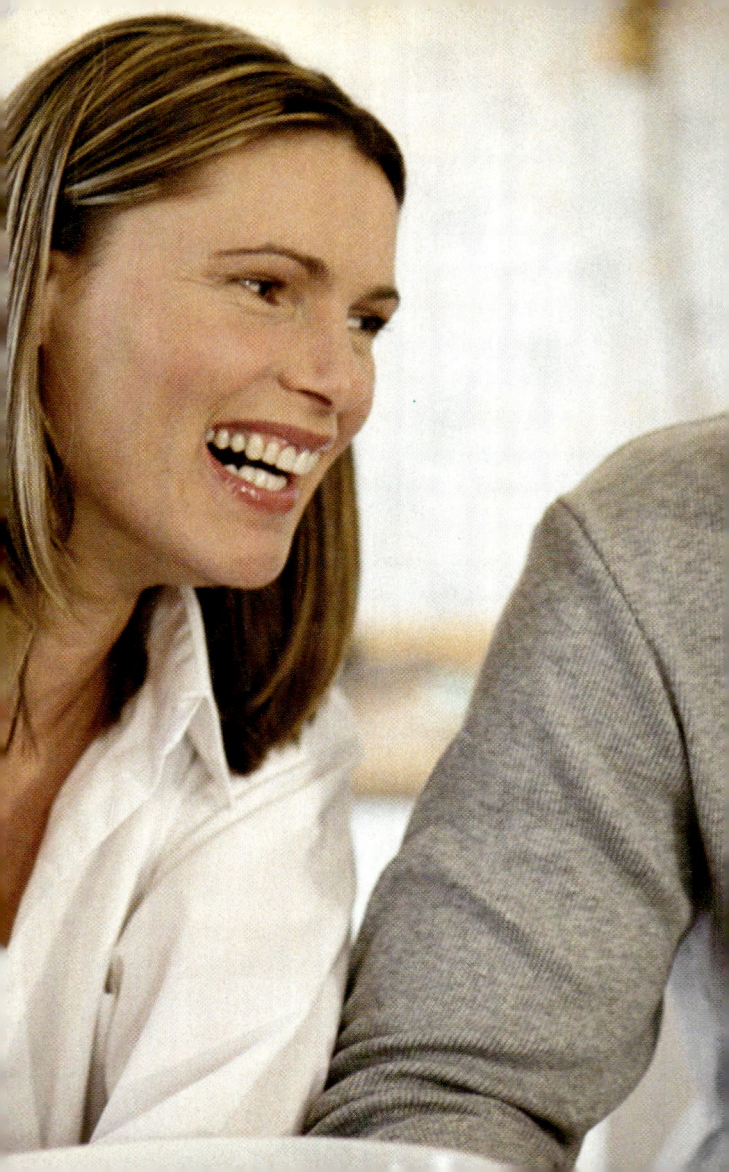

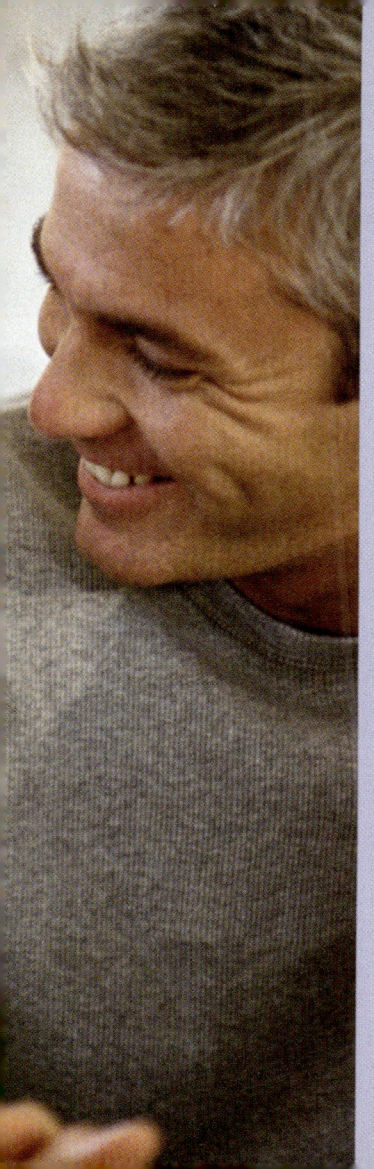

Nahrungs-mittel-Allergie – was nun?

Allergisch auf ein Lebensmittel zu sein, heißt in erster Linie, es konsequent aus dem täglichen Speiseplan zu streichen. Aber es heißt auch, beim täglichen Gang durch die Einkaufsregale einen vollständigen Ersatz zu schaffen. Ihre Allergie will bei jedem Einkauf und Restaurantbesuchen bedacht sein, sollte Ihren Alltag aber nicht beherrschen.

Aufbau des Einkaufsführers

Die Kapitel des Buches sind nach Auslösern alphabetisch geordnet. Bei den Allergenen werden die wichtigsten Auslöser von Nahrungsmittelallergien behandelt, wobei sowohl das Säuglings- und Kindesalter als auch das Erwachsenenalter berücksichtigt werden. Im Einzelnen werden

- Milch
- Hühnerei
- Weizen
- Soja
- Erdnuss
- Nüsse
- Sesam
- Sellerie
- Fisch

mit ihren allergenen Eigenschaften, ihrem Vorkommen und einem notwendigen Ersatz besprochen. Möglichkeiten, wie Sie Ihr Allergen küchentechnisch ersetzen können, werden vorgestellt. In jedem Kapitel wird beispielhaft auf die Gefahren von Außer-Haus-Verzehr eingegangen, aber auch auf mögliche Alternativen für unterwegs hingewiesen.

Der letzte Teil des Einkaufsführers ist als Hilfe für Reisen ins Ausland gedacht. Er enthält wertvolle Überlegungen für die Reisevorbereitung, die Übersetzungen der wichtigsten Allergene in unterschiedliche Sprachen sowie wichtige Sätze, die Sie in Schriftform dabeihaben sollten, wenn Sie die Sprache an Ihrem Urlaubsort nicht sprechen. Außerdem werden Spezialitäten des Landes mit den enthaltenen Allergenen aufgeführt. Wenn Sie mehr zu den Grundlagen von Allergien wissen möchten, empfiehlt sich das Lesen des großen TRIAS-Ratgebers Nahrungsmittelallergien (Seite 127).

Lücken im Gesetz

Seit Ende 2005 ist die neue EU-weite Kennzeichnungsver-ordnung bei uns in Deutschland verbindlich. Künftig müssen alle in diesem Buch besprochenen Allergene als Zutat von verpackter Ware konsequent und vollständig gekennzeichnet sein. Das hat für Sie als Nahrungsmittelallergiker den großen Vorteil, dass Sie auf der Zutatenliste lesen können, ob Ihr Auslöser von Beschwerden in einem verpackten Produkt mit verarbeitet wurde. Lediglich bei Konserven und anderen lange haltbaren Lebensmitteln können sich Produkte »untermogeln«, die noch nach alter Kennzeichnung deklariert sind. Aber es gibt auch jetzt noch Lücken: Produktionsbedingte Kontaminationen, also Verunreinigungen, die durch die Benutzung gleicher Produktionsanlagen zustande kommen, müssen nicht gekennzeichnet sein. Es könnten sich also nach wie vor Spuren von Ihrem Allergen im Produkt befinden. Ein leicht verständliches Beispiel liefert Schokolade: Wenn eine Vollmilch-Nuss-Schokolade auf dem gleichen Band wie eine Zartbitterschokolade produziert wird, können in der Zartbitterschokolade Spuren von Milch und Nuss auftreten, die trotzdem keine Zutat dieser Schokolade sind.

Im Zuge der Produkthaftung erfolgt allerdings häufig ein freiwilliger Hinweis der Hersteller auf mögliche Allergenspuren. Denn sollte in dem Zulieferungs-, Herstellungs- oder Verpackungsbetrieb auch Ihr relevanter Auslöser von allergischen Reaktionen verarbeitet werden, sichern sich die Hersteller ab. So findet sich auf vielen Produkten ein entsprechender Kennzeichnungszusatz wie »kann Spuren von Milch, Ei, Nüssen enthalten« oder »im Herstellungswerk werden auch erdnusshaltige Produkte verarbeitet«. Dies bedeutet zwar nicht, dass die genannten Allergene absichtlich in das Produkt geraten sind, sollte aber – zumindest den hochgradigen Allergiker – dazu veranlassen, das Produkt zurück ins Regal zu stellen.

Bei unverpackter Ware ist leider noch keine Kennzeichnung erforderlich. Hier müssen Sie sich immer an den Hersteller und/oder Anbieter wenden, um sicherzugehen, dass Ihr relevanter Auslöser nicht enthalten ist. Sicherheit haben Sie hier nur bei vertrauenswürdiger Auskunft! Da die Deklaration der häufigsten Allergene inzwischen durch die neue Kennzeichnungsverordnung einheitlich geregelt ist, wird auf dieses Thema in den einzelnen Kapiteln nicht mehr eingegangen. Das vorliegende Buch ist als Hilfe zum Alltagsmanagement gedacht, kann aber keine individuelle Beratung ersetzen!

Ihr Alltag mit der Allergie

Der sorgsame Umgang mit einer Lebensmittelallergie setzt eine gesicherte Diagnosestellung durch einen allergologisch versierten Arzt voraus. Diese ergibt sich in der Regel aus der Krankengeschichte, einem Haut- und/oder Bluttest, einer diagnostischen Diät und einer nachfolgenden Provokation.

Im Gegensatz zu diagnostischen Diäten, in denen noch ausprobiert wird, ob das verdächtige Lebensmittel Sie wirklich »ärgert«, sind therapeutische Kostformen individuell erstellt. Hier geht es nicht pauschal um Meidung, sondern um eine ausgewogene, an Ihren Bedarf, aber auch Ihre Verträglichkeit angepasste Ernährung. Insofern ist es an Ihnen abzuschätzen, welche Informationen der einzelnen Buchkapitel auf Sie übertragbar sind und welche nicht.

Allergeneigenschaften und Verträglichkeit

Nicht jedes Allergen ist gleich. Es gibt hitzestabile, weitgehend verdauungsresistente Allergenstrukturen und empfindliche, die bereits bei Kontakt mit Sauerstoff, Hitze, Magensäften etc. zerstört oder in ihrer Allergenpotenz vermindert werden. Folglich haben Verarbeitungseinflüsse eine unterschiedliche Wirkung auf die hier beschriebenen Allergene. Dies wird für jedes Allergen in den einzelnen Kapiteln besprochen.

Kreuzreaktionen

Es gibt Kreuzreaktionen, die aufgrund einer Ähnlichkeit der Allergene auch beim Verzehr von Nahrungsmitteln zu Reaktionen führen können, die bisher nicht als Allergen eingestuft wurden. Kreuzreaktionen müssen aber nicht zwangsläufig für Sie relevant sein. Das bekannteste Beispiel sind pollenassoziierte Nahrungsmittelallergien. Anfangs haben die Patienten eine Allergie z. B. gegen Birkenpollen, die sich als Heuschnupfen äußern kann. Aber im Laufe der Jahre entwickeln sich Reaktionen gegenüber Nahrungsmitteln (z. B. Haselnuss, Apfel, Sellerie). Diese Kreuzreaktionen lassen sich auf ein ganz ähnliches Aussehen von Pollen- und Nahrungsmittelallergenen zurückführen, die der Körper irgendwann nicht mehr unterscheidet. Allerdings passiert dies nicht bei allen Pollenallergikern. Da es keinen Sinn macht, etwas vorbeugend zu meiden, sollten Sie genau für sich herausfinden, worauf Sie persönlich reagieren. Denn es bleibt so etwas wie eine individuelle Verträglichkeit. Nur Sie können entscheiden, wie empfindlich Sie auf Ihr Nahrungsmittelallergen reagieren und welche Vorsichtsmaßnahmen für Sie die richtigen sind. Bei dieser Entscheidung stehen Ihnen Ihr Arzt und/oder eine allergologisch erfahrene Ernährungsfachkraft zur Seite.

Therapeutische Ernährungs- beratung

Im Idealfall haben Sie im Anschluss an die Diagnosestellung auch bereits eine ausführliche und fachlich versierte therapeutische Ernährungsberatung in Anspruch genommen. Sie wurden darüber aufgeklärt, wie Sie Ihr Allergen vollständig meiden können – und zwar auch dort, wo Ihnen das Vorkommen Ihres Allergens gar nicht klar war. Sie haben erfahren, wie Sie sich trotz Nahrungsmittelallergie vollwertig und bedarfsdeckend ernähren können. Auch dies wurde im Rahmen der Ernährungstherapie überprüft.

Wenn Sie noch keine therapeutische Ernährungsberatung in Anspruch genommen haben, sollten Sie sich möglichst umgehend darum kümmern. Eine Hilfe bei der Suche nach einer fachlich versierten Ernährungsberatung können Ihnen folgende Internetadressen liefern:

- www.ak-dida.de
  Arbeitskreis Diätetik in der Allergologie e. V.
- www.daab.de
  Deutscher Allergie- und Asthmabund e. V. (hier gibt es Informationen über ein Netzwerk allergologisch arbeitender Ernährungskräfte)
- www.vdd.de
  Beraterliste des Verbandes der Diätassistenten
- www.vdoe.de
  Beraterliste des Verbandes der Oecotrophologen

Mithilfe dieses Einkaufsführers sollen die Inhalte der therapeutischen Ernährungsberatung untermauert werden.

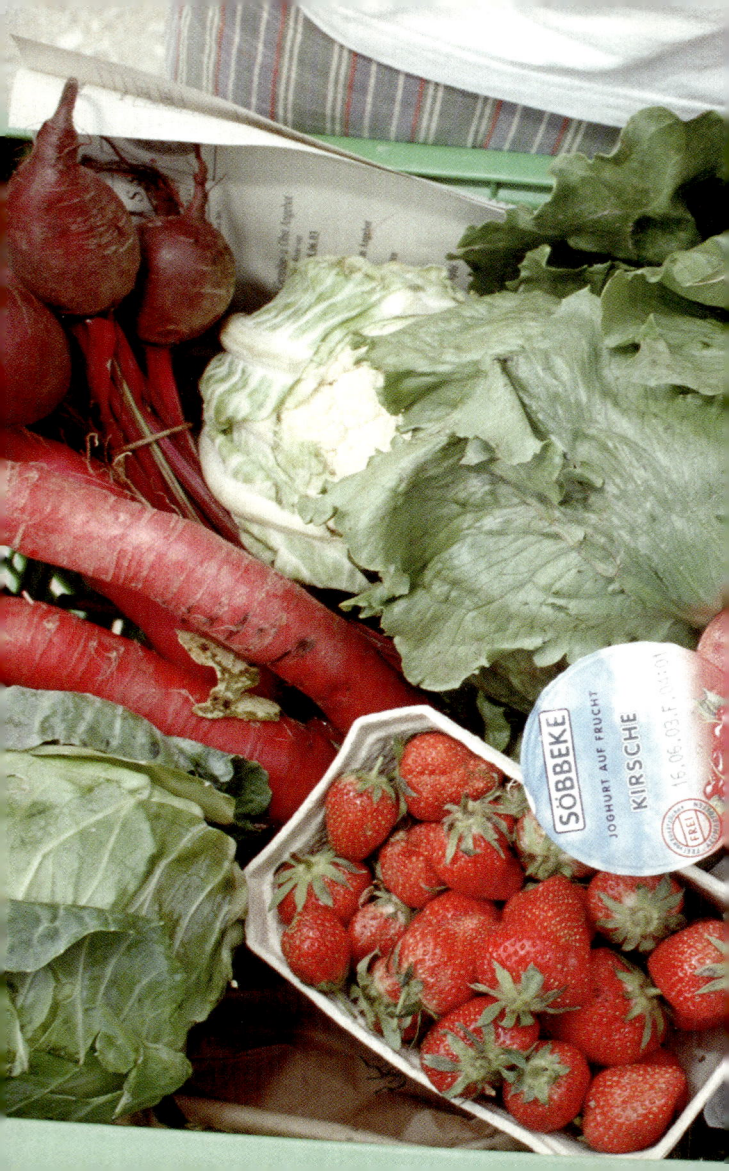

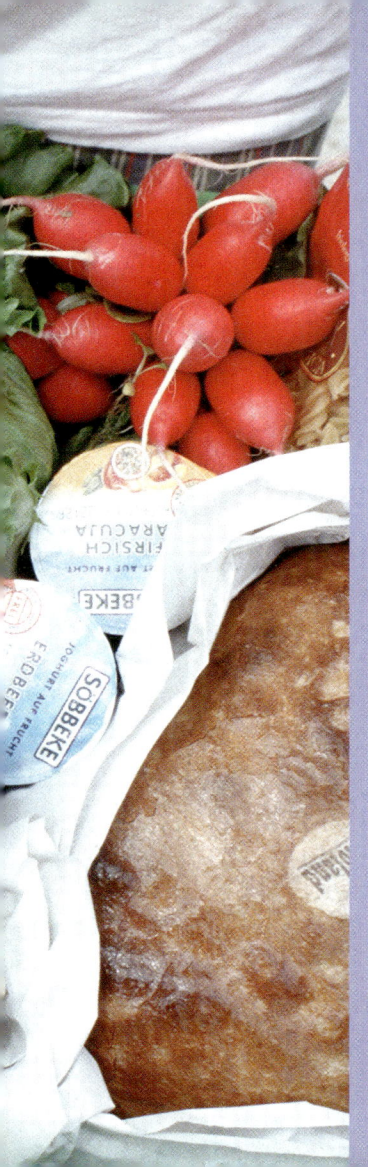

Die verschiedenen Allergene

Auf den folgenden Seiten finden Sie eine Vielzahl von Nahrungsmitteln, allesamt zählen sie zu den potentesten Allergenen überhaupt. Lesen Sie, wie Sie Ihr Allergen erkennen und ihm zuverlässig aus dem Weg gehen. Ob Sie nun Ei oder Milch, Fisch oder Weizen meiden müssen – es werden alle Fallen aufgedeckt, in die Sie treten können.

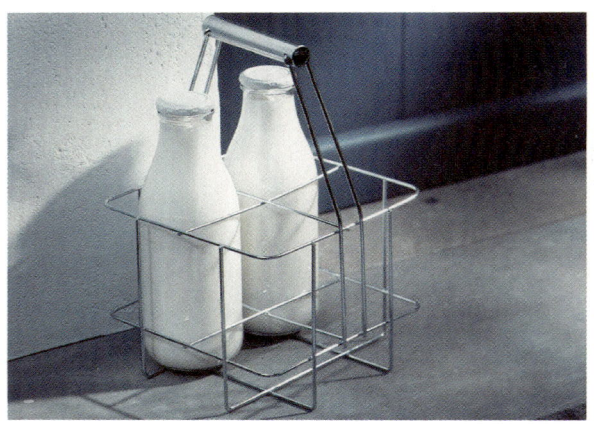

Milch

In unserem Sprachgebrauch werden die Begriffe Kuhmilch und Milch gleichbedeutend verwendet. Die durch Melken von Nutztieren gewonnene Milch zählt zu den wichtigsten Lebensmitteln. Milch und Milchprodukte gehören zu den Grundnahrungsmitteln und sind unser wichtigster Kalzium- und, besonders in der Kinderernährung, auch ein wichtiger Eiweißlieferant.

Was Sie wissen sollten

Milch und Milchprodukte werden entweder getrunken oder zu verschiedenen Produkten verarbeitet gegessen. Dabei wird Rohmilch durch Hitzebehandlung in der Molkerei haltbar gemacht. Durch verschiedene Verarbeitungsschritte wird Rahm und Magermilch hergestellt, die dann wiederum Ausgangsprodukt für die vielfältigen weiteren Produkte aus Milch sind (u. a. Joghurt, Sahne, Schmand, Butter).

Was Ihr Immunsystem ärgert

Milch ist eines der häufigsten Allergene im Kindesalter und auch einer der Auslöser, der oft starke bis sehr starke Reaktionen verursacht. Milchallergien kommen im Kindesalter häufiger vor, verlieren sich aber bis zum Schulalter größtenteils wieder. Eine Milchallergie im Erwachsenenalter kommt selten vor. Unverträglichkeiten gegenüber Milch sind mit steigendem Lebensalter eher auf eine Laktoseintoleranz als auf eine Allergie zurückzuführen.

Die Hauptallergene in der Kuhmilch sind Casein, Lactoglobulin und Lactalbumin. Während Casein in allen Tiermilchsorten (Ziege, Schaf, Stute) in ähnlicher Struktur vorkommt (nicht artspezifisches Allergen), sind Lactoglobulin und Lactalbumin nur in der Kuhmilch zu finden (artspezifische Allergene).

HINWEIS

Laktoseintoleranz

Der Milchzucker (Laktose) wird im Darm durch das Enzym Laktase gespalten, bevor seine Einzelbestandteile aufgenommen werden können. Bei einigen Menschen vermindert sich mit steigendem Alter die Fähigkeit, Laktose zu spalten. Als Folge treten Durchfälle, Blähungen etc. nach Milchverzehr auf.

MILCH

Durch Kochen unschädlich gemacht?

Das mengenmäßig größte Allergen der Milch, das Casein, lässt sich durch verschiedene Verarbeitungsprozesse nicht in seiner allergenen Potenz beeinflussen. Unabhängig von der Verarbeitungstemperatur oder von der Verarbeitungszeit bleibt das Casein allergieauslösend und muss deshalb strikt gemieden werden. Lediglich das Lactalbumin oder das Lactoglobulin erfahren durch Hitzeeinwirkung eine Verringerung in ihrer allergenen Auslösekraft. Sollte bei Ihnen eine isolierte Lactoglobulin- und/oder Lactalbumin-Allergie vorliegen, sind Milchprodukte aus anderen Milchsorten (Ziege, Schaf, Stute) sowie gut erhitzte Milchprodukte aus Kuhmilch mit großer Wahrscheinlichkeit verträglich, jedoch ist die Gefahr der Kontamination mit unverarbeitetem Kuhmilchprotein gegeben. Isolierte Lactoglobulin- und/oder Lactalbuminallergien kommen allerdings selten vor, sodass der Verzehr von verarbeiteten/erhitzten Milchprodukten aus Kuhmilch sowie allen Milchprodukten aus anderen Tiermilchsorten (Ziege, Schaf, Stute) in der Regel nicht geeignet ist.

Wo ist Ihr Allergen enthalten?

Die Bandbreite der Milchprodukte ist groß. Sie reicht von Joghurt, Käse, Buttermilch, Molke, Kefir über Butter bis hin zu Sahne, saurer Sahne und Schmand. Je höher der Fettgehalt eines Milchproduktes ist, desto geringer ist der Eiweißgehalt. Doch die Annahme, dass ein geringer Eiweißgehalt eine verminderte Allergenität bedeutet, ist falsch. Auch sehr fetthaltige Milchprodukte enthalten Milchprotein, welches auch in geringer Konzentration Reaktionen auslösen kann. Kuhmilch wird in vielen Lebensmitteln und Speisen verarbeitet, insbesondere in Kuchen, Keksen, Kartoffelprodukten (Kartoffelpüree), Eierspeisen, Süßigkeiten, aber auch in Brühwurst werden Milchprodukte eingesetzt. Achtung: Auch Medikamente können Milchpulver enthalten.

Der tägliche Einkauf

Durch die neue Kennzeichnungsverordnung ist der Einkauf von verpackten Lebensmitteln bei Milchallergie deutlich einfacher geworden. Wenn Milch oder ein Milchprodukt nicht auf der Zutatenliste aufgeführt ist, darf es auch nicht enthalten sein. Sie sollten jedoch auch daran denken, dass Joghurt, Sahne, Buttermilch, Molke, Kefir, Quark, Käse, Butter etc. auch Milchprodukte sind. Hier gehen Hersteller und Gesetzgeber davon aus, dass der Verbraucher weiß, dass es sich um Produkte handelt, die aus Milch hergestellt werden. Und somit erfolgt kein extra Hinweis »enthält Milch« auf der Verpackung, sondern lediglich die Nennung des entsprechenden Milchprodukts.

Beim Kauf von Brotwaren, Kuchen, Torten und Keksen, Kartoffelprodukten (Kartoffelpüreepulver, -gratin, -kroketten etc.) und Wurstwaren müssen Sie damit rechnen, dass Milchprodukte bei der Herstellung verwendet wurden. Insbesondere bei unverpackten Produkten sollten Sie bei jedem Kauf den Hersteller (Bäcker oder Schlachter) fragen, ob ein Milchprodukt im Lebensmittel enthalten ist. Bei ungenauen Auskünften ist es sinnvoll, auf den Kauf zu verzichten.

Allergenfreie Alternativen

Milch und Milchprodukte sind unsere besten Kalzium- und Vitamin-D-Quellen. Die menschlichen Knochen und viele andere Funktionen im Körper benötigen Kalzium, daher

muss bei einem Verzicht auf Kuhmilch und alle Kuh-
milchprodukte insbesondere auf die Kalzium- und Vitamin-
D-Zufuhr geachtet werden. Milch enthält 120 mg Ca/
100 ml. Je nach Alter der betroffenen Person wird eine Kal-
ziumzufuhr von 600 bis 1200 mg Ca/Tag empfohlen. Gute
Kalziumlieferanten sind:

Gute Kalziumlieferanten	
Milchersatznahrung für Säuglinge (1. und 2. Lebenshalbjahr):	
Alfaré	(54 mg Ca/100 ml)
Nutramigen LGG1	(64 mg Ca/100 ml)
Nutramigen LGG2	(90 mg Ca/100 ml)
Pregomin	(63 mg Ca/100 ml)
Neocate	(48,8 mg Ca/100 ml)
Neocate advance	(50 mg Ca/100 ml)
Pregomin AS	(62 mg Ca/100 ml)
Säuglingsnahrungen auf Sojabasis (2. Lebenshalbjahr)	(64–76 mg Ca/100 ml)
Soja-Drink mit Kalziumzusatz	(ca. 120 mg Ca/100 ml)
Reis-, Haferdrink mit Kalziumzusatz	(ca. 120 mg Ca/100 ml)
Fruchtsaftgetränke mit Kalzium angereichert	(80–120 mg Ca/100 ml)
Kalziumreiche Mineralwässer	(> 30 mg Ca/100 ml)
Milchfreie Kalzium-Supplemente in Absprache mit dem behandelnden Arzt	
Andere Kalzium-Quellen: Gemüse, Nüsse etc.	

Milch enthält neben bedeutenden Mengen an Kalzium und
Vitamin D auch das wichtige Vitamin B_2, Fluor und hochwertiges tierisches Eiweiß. Bei kleinen Kindern kann neben
der Kalzium- und Vitamin-D-Zufuhr auch eine ausreichende
Eiweißversorgung gefährdet sein, insbesondere dann, wenn
auf Fleisch verzichtet wird. Eine Milchersatznahrung für
Säuglinge und ein vermehrter Verzehr von eiweißreichen

Lebensmitteln wie Fleisch und Wurst (mit niedrigem Fettgehalt), Fisch und Eiern kann in Rücksprache mit einer Ernährungsfachkraft einem Eiweißdefizit entgegenwirken.

Küchentechnisch können die vielfältigen o. g. Kuhmilchalternativen aus Soja, Reis oder Hafer die Kuhmilch ersetzen. Hier können Sie auf Drinks, Joghurtersatz oder Pudding aus »Nichtkuhmilchquellen« zurückgreifen. Fast alle gängigen Kuhmilchrezepte lassen sich damit leicht umarbeiten. Le-

REZEPT

Gerade bei süßen Gerichten wird Milch sehr häufig verwendet. Doch auch hier gibt es Alternativen. Versuchen Sie es doch mal mit einem süßen Reis ohne Milch.

Apfelreis (2 Portionen):
250 g Äpfel
500 ml Wasser
1 Pr. Salz
25 g Zucker
1 Stück Zitronenschale
100 g Reis
brauner Zucker
Zimt

Die geschälten, geviertelten und entkernten Äpfel in Scheiben schneiden. Das Wasser mit Zucker, Salz und der Zitronenschale zum Kochen bringen, Reis und Äpfel hineingeben und alles bei schwacher Hitze ca. 30 bis 40 Min. gar ziehen lassen. Den Apfelreis mit Zucker abschmecken und servieren. Nach Geschmack mit braunem Zucker und Zimt bestreuen. Alternativ können Sie auch »Milchreis« mit Sojadrink kochen. Allerdings sollten Sie dabei beachten, dass Sojadrink leicht anbrennt.

diglich für geschlagene Sahne steht kein vollständiger Ersatz zur Verfügung, der auch ein sensorisch gleichwertiges Ergebnis liefert.

Eine allergologisch versierte Ernährungsfachkraft (Diätassistentin oder Oecotrophologin) steht Ihnen im Rahmen einer Ernährungstherapie sachkundig zur Seite. Sie wird mithilfe eines 4–6-Tage-Protokolls überprüfen, ob Sie sich ausgewogen ernähren und Ihnen ggf. helfen, Ihre Ernährung zu optimieren. Eine solche Überprüfung ist dringend zu empfehlen und in regelmäßigen Abständen zu wiederholen. Dies ist besonders im Kindesalter von großer Wichtigkeit, da sich sowohl Geschmacksvorlieben als auch Bedarfsempfehlungen häufig ändern.

Rundherum sorglos auch außer Haus

Ein Essen im Restaurant, der Kantine oder im Kindergarten ist für einen Milchallergiker nicht ganz unproblematisch. In der Regel hilft es, die Mitarbeiter direkt anzusprechen und nach milchfreien (!) Menükomponenten zu fragen. Am sinnvollsten sprechen Sie direkt den Koch an. Im Kindergarten ist eine frühzeitige Information der Kindergarten-Mitarbeiter (falls möglich noch vor der Aufnahme in den Kindergarten) über die milchfreie Ernährung zu empfehlen. Kartoffeln, Reis, Nudeln, Gemüse sowie Fleisch und Fisch enthalten von Natur aus keine Milchallergene und können daher, natur gegart und ohne weitere Zutaten unproblematisch verzehrt werden. Die Sauce zu diesen Speisen wird jedoch häufig mit Milch, Sahne, Butter, Käse o. ä. zubereitet und auch die Fertigsaucen enthalten häufig versteckt Milchprodukte. Bei allen überbackenen Speisen müssen Sie mit einem Vorkommen von Milch, Sahne und/oder Käse rechnen. Auf der sicheren Seite sind Sie, wenn Sie Speisen selber zubereiten und ggf. dann für unterwegs dabei haben.

Hier versteckt sich Ihr Allergen

Dass die typischen Milchprodukte wie Trinkmilch, Joghurt, Quark, Käse, Butter u.ä. aus Kuhmilch hergestellt werden, ist klar. Aber auch Ziegen- und Schafsmilch oder -käse sollte ein Milchallergiker in der Regel meiden. Bei überbackenen Gerichten, legierten Suppen oder Saucen, Pizza und vielen Fertigprodukten werden Milch oder Milchprodukte verwendet.

Kuchen, Kekse und Gebäck enthalten häufig Milchprodukte, ebenso wie Schokolade und viele Süßigkeiten. Selbst wenn Milch als Zutat nicht enthalten ist, kommt es gerade bei dieser Nahrungsmittelgruppe häufig zu Kontaminationen.

Feinkostsalate und Mayonnaise-Zubereitungen enthalten oft Joghurt. Hier ist es wichtig, bereits beim Einkauf der Lebensmittel auf eine milchfreie Zutatenliste zu achten.

So klappt's: praktische Alltagstipps

Sie als Milchallergiker können sich ausgewogen ernähren, sofern Sie auf eine ausreichende Kalzium- und Vitamin-D-Zufuhr achten.

Gründlich reinigen: Bei der eigenen Zubereitung der Speisen müssen Sie darauf achten, dass die Zutaten alle milchfrei sind und auch durch versehentliche Kontamination (z.B. Zubereitung in einem ungereinigten Topf, in dem zuvor eine milchhaltige Speise zubereitet oder gelagert wurde) keine Milchprodukte in die Speisen gelangen. So kann eine warme Mahlzeit – bestehend aus Kartoffeln, Nudeln oder Reis, Gemüse und Fleisch oder Fisch – recht unproblematisch zubereitet und verzehrt werden.

MILCH

Brotbelag: Für das Frühstück können Sie ein milchfreies Brot oder Brötchen mit Margarine (milchfrei) und Marmelade, Honig oder Rübenkraut bestreichen. Auch ein milchfreier Aufschnitt/Wurst oder vegetarischer Brotaufstrich ist möglich. Selbst ein Müsli aus Getreideflocken und Obst kann mit einem Milchersatz, z. B. Soja-, Reis- oder Haferdrink mit Kalzium oder einem Saft zubereitet werden.

Achtung Müsli: Bei einer Fertig-Müsli-Mischung ist darauf zu achten, dass diese milchfrei ist (ohne z. B. Joghurt-Plättchen oder Milchpulver).

Zwischendurch: Obst und Gemüse sind ein idealer Snack für zwischendurch, sofern sie nicht weiter verarbeitet sind. Auch ein »Sojagurt« (aus Soja hergestellter Joghurt-Ersatz) oder ein Sojapudding, wenn möglich mit Kalziumzusatz, können als Zwischenmahlzeit gegessen werden und eignen sich für unterwegs.

Zum Abendessen oder für unterwegs sind ein milchfreies Brot belegt mit milchfreier Margarine und milchfreier Wurst oder vegetarischem Brotbelag ideal. Mit Salat, Gurke oder Tomate als Brotbelag oder als Ergänzung zum Brot können Sie Abwechslung und Frische in Ihre Mahlzeiten bringen.

Eine milchfreie Ernährung durchzuführen, erscheint Ihnen anfangs vielleicht schwierig. Erfahrungen zeigen aber, dass sie nach einer gewissen Umstellungsphase gut praktizierbar ist und auf einem hohen Lebensqualitätsniveau eingehalten werden kann. Sofern Sie auf die Kalzium- und ggf. Eiweißzufuhr achten, ist eine ausgewogene Ernährung und damit verbunden ein normales Wachstum und eine normale Entwicklung möglich. Eine allergologisch versierte Ernährungsfachkraft unterstützt Sie gerne dabei.

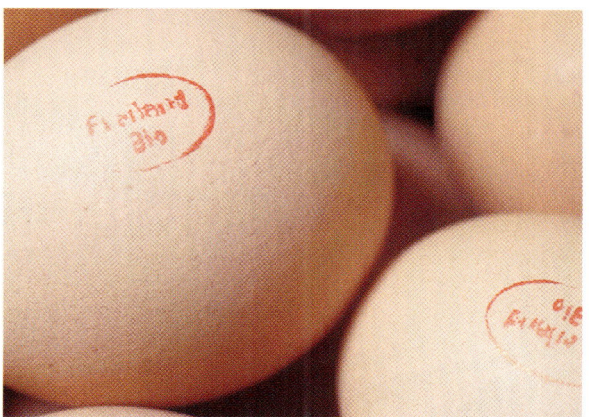

Hühnerei

Selbst wenn Sie das weich- oder hartgekochte Ei zum Sonntagsfrühstück weglassen und auf Spiegel- oder Rühreier verzichten, ist das Ei noch nicht aus Ihrem Speiseplan gestrichen. Eier und Eierzeugnisse werden so vielfältig in der Lebensmittelindustrie eingesetzt, dass sich ein Verzicht nur mit guter Kenntnis des Vorkommens umsetzen lässt.

Was Sie wissen sollten

Unter Ei wird in der Regel das Hühnerei verstanden. Eier anderer Vogelarten gelten eher als Besonderheit und werden in Verbindung mit der Art benannt (Wachteleier, Enteneier etc.).

27

Das Ei besteht aus Eiklar und Eidotter bzw. Eigelb. Es ist reich an Vitamin A, D und E. Das in dem Ei enthaltene Protein ist durch eine optimale Zusammensetzung von Aminosäuren besonders hochwertig.

Trotzdem entsteht durch die Meidung von Hühnerei und allen daraus hergestellten Produkten keine direkte Mangelerscheinung. Problematisch kann die Meidung für Hühnereiallergiker allerdings werden, wenn auch noch andere Proteinquellen gemieden werden müssen. Lassen Sie sich nicht irritieren: In der deutschen Sprache ist der Begriff »Eiweiß« mehrfach besetzt. Einerseits bezeichnet man damit das Eiklar im Hühnerei, andererseits wird auch der Inhaltsstoff *Eiweiß* (oder auch *Protein*) genannt. So lesen Sie auf vielen Verpackungen die Nährstoffanalyse mit Angaben zu *Kalorien*, *Kohlenhydraten*, *Fett* und *Eiweiß*. Diese Angabe ist kein Hinweis auf die Verwendung von Hühnerei! Sicherheit in Bezug auf die Verwendung von Ei erhalten Sie nur über die Zutatenliste. Nur wenn hier Hühnerei oder »Ei« zu finden sind, müssen Sie dieses Produkt meiden.

Was Ihr Immunsystem ärgert

Eine der häufigsten Lebensmittelunverträglichkeiten ist die Hühnereiallergie. Sie tritt oft bereits im frühen Säuglings- und Kleinkindalter auf und kann mitunter sehr starke Reaktionen auslösen. Das Hühnerei enthält verschiedene Allergene, die vorwiegend im Eiklar, aber auch (einige wenige) im Eigelb enthalten sind.

Die einzelnen Hühnereiallergene werden in der üblichen Allergiediagnostik in der Regel nicht einzeln aufgeschlüsselt. Außerdem ist eine saubere (100-prozentige) Trennung von Eigelb und Eiklar unter praxisüblichen Bedingungen nicht möglich. Daher ist bei einer nachgewiesenen Hühnereiallergie in der Regel eine Meidung vom gesamten Ei, d. h. von Eiklar und Eigelb, und allen daraus hergestellten Produkten notwendig. Hinweise, dass Eigelb bei einer Hühnereiallergie verwendet werden könnte, sind nicht korrekt.

Häufig verliert sich eine Hühnereiallergie bis zum Schuleintrittsalter wieder. Man spricht von einer guten Prognose. Eine Hühnereiallergie ist »ganz einfach« zu therapieren – Sie müssen es »nur« konsequent meiden! Doch darin besteht genau die Schwierigkeit. Hühnerei wird sehr häufig in verarbeiteter Form in einer Vielzahl von Lebensmitteln eingesetzt (Seite 30/31).

Durch Kochen unschädlich gemacht?

Einige Hühnereiallergene sind hitzelabil, andere hitzestabil. Da aber üblicherweise keine Differenzierung der Eiallergene in der Allergiediagnostik stattfindet und auch küchentechnisch eine Trennung nicht sicher handhabbar ist, meiden Sie Hühnerei und alle daraus hergestellten Produkte komplett. Hinzu kommt, dass man nicht garantieren kann, dass auch im Inneren des Produktes komplett die notwendige Temperatur erreicht wird, um die hitzelabilen Allergene zu inaktivieren. Die Eier anderer Vögel sind kein Ersatz für Hühnereier, da durch sie häufig Kreuzreaktionen ausgelöst werden können.

Wo ist Ihr Allergen enthalten?

Abgesehen von reinen Eigerichten wird Hühnerei auch zur Zubereitung von Kartoffelpuffern, Pfannkuchen und Crêpes eingesetzt. Der Einsatz erfolgt bewusst und eine notwendige Meidung ist leicht nachzuvollziehen.

Aber Hühnerei wird auch in sehr vielen anderen Lebensmitteln verwendet, ohne dass dies für den Laien sichtbar ist:

- als Emulgator (in Margarine und Mayonnaise),
- als Bindemittel (in Speiseeis, Saucen, Gebäck, o. ä.),
- zur Schaumbildung (in Soufflés, Biskuit),
- für die geschmackliche Verfeinerung (in Kuchen, Suppen, Süßigkeiten) und
- zur Gelbfärbung (in Kuchen, Süßigkeiten und Saucen).

In diesen Fällen spricht man von einem »versteckten Vorkommen«. Neben süßen Backwaren (auch Baiser!) enthalten auch Milchbrötchen und anderes süße Hefegebäck häufig Hühnerei als Zutat bzw. sind damit bestrichen. Bei legierten Suppen oder Saucen, vielen Fertigprodukten und Feinkostsalaten müssen Sie ebenfalls mit der Verwendung von Hühnerei rechnen.

Aus Hühnerei hergestelltes Lysozym wird zur Haltbarmachung für Käserinde, fettreduzierten und geriebenen Käse verwendet. Vorsicht ist auch bei Kartoffelprodukten, Nudeln und aus Nudeln hergestellten Speisen und bei allen panierten Lebensmitteln geboten. Hühnerei zur thermischen Koagulation, d. h. zum Klären von z. B. Wein, scheint nach derzeitigem Wissensstand keine allergene Wirkung zu haben und ist vorerst aus der Kennzeichnungspflicht herausgenommen. Sollte sich dies bis November 2007 durch Studien belegen lassen, wird es aufgrund der Unbedenklichkeit auch weiterhin nicht deklariert werden.

Daneben wird Hühnerei auch zu ganz anderen Verwendungszwecken eingesetzt: z. B. als eihaltiges Haarshampoo oder als Medikament, das Hühnereibestandteile enthält (z. B. lysozymhaltige Hals-Lutschtabletten). Ihre Hühnereiallergie muss also nicht nur im Lebensmittelbereich beachtet werden. Extrem geringe Spuren von Eibestandteilen können in Impfstoffen auf Eizuchtbasis, insbesondere Grippe- und Gelbfieberimpfstoffe, enthalten sein. Bitte halten Sie diesbezüglich Rücksprache mit dem behandelnden Arzt.

Der tägliche Einkauf

Durch die neue Kennzeichnungsverordnung ist der Einkauf von verpackten Lebensmitteln bei Hühnereiallergie deutlich einfacher geworden. Wenn Hühnerei oder »aus Hühnerei« nicht auf der Zutatenliste aufgeführt ist, können Sie von einem hühnereifreien Produkt ausgehen. Kontaminationen während des Herstellungsprozesses sind damit allerdings nicht ausgeschlossen, sodass Spuren schon enthalten sein können.

Insbesondere bei Kuchen, Keksen und Backwaren, Aufläufen, Suppen und Saucen, Feinkostsalaten, Schokolade und anderen Süßwaren, allen panierten Produkten und Creme-Likören sollten Sie die Zutatenliste aufmerksam studieren. Bei offenen (nicht verpackten) Lebensmitteln sollten Sie sich unbedingt vergewissern, ob es sich wirklich um ein hühnereifreies Produkt handelt.

Allergenfreie Alternativen

Ein ernährungsphysiologischer Ersatz von Hühnerei ist nicht erforderlich, da sich das hochwertige Protein durch geeignete Kombinationen anderer tierischer Eiweißquellen gut ersetzen lässt. Küchentechnisch wird Ei wegen seiner emulgierenden und lockernden Wirkung eingesetzt. Sie können es aber auf verschiedene Weise ersetzen: Die bindende Eigenschaft beim Kochen lässt sich auch durch Stärke,

REZEPT

Am häufigsten werden Sie Ei beim Backen vermissen. Viele Teige lassen sich problemlos auch eifrei herstellen, z. B: Hefeteig, Mürbeteig oder Strudelteig. Beim Rührteig ist dies nicht ganz so einfach:

Eifreier Marmorkuchen

für eine Kastenform
80 g Zucker
2 TL Vanillezucker
100 ml Öl
50 g Sojamehl (vollfett)
100 g Weizenmehl
100 g Stärke
3 gestr. TL Backpulver
250 ml Mineralwasser
Margarine für die Form
1 EL Kakao

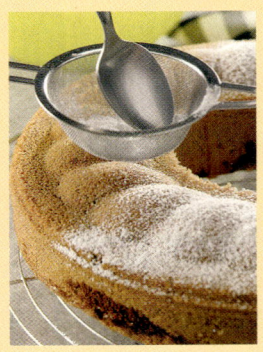

Glasur:
30 g Kakaopulver
250 g Puderzucker
25 g zerlassenes Kokosfett

Zucker, Vanillezucker und Öl mit der Küchenmaschine oder dem Handrührgerät gut verrühren. Das Sojamehl löffelweise unter ständigem Rühren hinzufügen. Mehl, Stärke und Backpulver mischen und mit dem Mineralwasser zur Zucker-Öl-Soja-Mischung geben. Kurz zu einem glatten Teig verrühren. Kastenform gut einfetten. ²/₃ des Teiges in die Form geben, den restlichen Teig mit 1 EL Kakao und evtl. etwas Wasser gut verrühren und auf den hellen Teig in der Kastenform geben und mit einer Gabel marmorieren.

Für 30 bis 35 Min. bei 200 Grad (Umluft 180 Grad) auf der mittleren Schiene backen. Für die Glasur Kakao, Puderzucker und Kokosfett anrühren und den erkalteten Marmorkuchen damit überziehen. Wenn Sie eine Springform verwenden wollen mit 26 cm Durchmesser, verdoppeln Sie die im Rezept verwendeten Mengen.

HÜHNEREI

Mehlschwitze, Reismehl, Buchweizenmehl, Verdickungsmittel oder Sojacreme erreichen.

Zum Backen bietet sich Ei-Ersatzpulver an. Diese Produkte können Sie im Reformhaus oder über den Direktversand kaufen. Aber auch der Einsatz von Natron, Sojamehl, Johannisbrotkernmehl oder Pfeilwurzelstärke (Arrowroot) kann die Backeigenschaften von Ei imitieren. Hefe-, Strudel- und Mürbeteig können Sie gut auch eifrei herstellen. Zum Panieren wenden Sie das noch feuchte Lebensmittel in eifreiem Paniermehl. Eifreies Paniermehl können Sie leicht aus getrockneten, eifreien Backwaren herstellen. Und zur Teiglockerung bei der Hackfleisch-Zubereitung eignen sich die Zugabe von Quark, feinen Haferflocken, Mineralwasser (mit Kohlensäure) oder einer rohen, fein geraspelten Kartoffel.

Rundherum sorglos auch außer Haus

Ein Essen im Restaurant, der Kantine oder im Kindergarten ist für einen Eiallergiker nicht ganz unproblematisch. Hilfreich ist es für Sie, die Mitarbeiter direkt anzusprechen, am sinnvollsten gleich den Koch und nach eifreien (!) Menükomponenten zu fragen. Im Kindergarten ist eine frühzeitige Information der Kindergarten-Mitarbeiter (falls möglich noch vor der Aufnahme in den Kindergarten) über die ei-freie Ernährung des Kindes zu empfehlen. Kartoffeln, Reis, Gemüse, Fleisch und Fisch enthalten von Natur aus kein Ei und können daher, natur gegart und ohne weitere Zutaten, unproblematisch verzehrt werden. Die Panade oder Sauce zu diesen Speisen oder Aufläufe werden jedoch häufig mit Ei zubereitet und auch Fertigsaucen enthalten häufig versteckt Eiprodukte. Auch wenn Sie privat zum Essen eingeladen werden, sollten Sie immer auf Ihre Hühnereiallergie und die Konsequenzen beim Kochen hinweisen. Auf der sicheren Seite sind Sie als Eiallergiker, wenn Sie Speisen selber zubereiten und diese dann für unterwegs dabei haben.

So klappt's: praktische Alltagstipps

Auch Sie, als Hühnereiallergiker, können eine ausgewogene Ernährung einhalten.

Gründlich spülen: Bei der eigenen Zubereitung der Speisen müssen Sie darauf achten, dass die Zutaten alle hühnereifrei sind und auch durch versehentliche Kontamination (z. B. Zubereitung in einem ungereinigten Gefäß, in dem zuvor eine eihaltige Speise zubereitet wurde) keine Hühnereiprodukte in die Speisen gelangen. So kann eine warme Mahlzeit, z. B. bestehend aus Kartoffeln, eifreien Nudeln oder Reis, Gemüse oder Salat und Fleisch oder Fisch, recht unproblematisch zubereitet und verzehrt werden.

Eifrei am Frühstückstisch: Für das Frühstück gilt es, darauf zu achten, dass Brot und Brötchen, aber auch Margarine und Belag eifrei sind. Auch Müsli ist möglich, da Getreideflocken und die meisten Müslis unproblematisch sind.

Zwischendurch: Obst und Gemüse sind ein idealer Snack für zwischendurch, sofern sie nicht weiter verarbeitet sind.

Auch ein Joghurt oder eifreier Pudding (Flammeri) können eine Zwischenmahlzeit sein und sind ideal für unterwegs.

Für die kalte Mahlzeit (auch zum Mitnehmen geeignet) bieten sich eifreies Brot und eifreier Belag (Käse, eifreie Wurst, vegetarischer Brotbelag) an. Salat, Gurke oder Tomate als Brotbelag oder als Ergänzung zum Brot bringen Abwechslung und Frische in die belegten Brote.

Anfänglich erscheint es Ihnen möglicherweise schwierig, eine eifreie Ernährung durchzuführen. Erfahrungsgemäß werden Sie nach einer gewissen Umstellungsphase feststellen, dass eine hühnereifreie Ernährung gut praktizierbar ist. Eine allergologisch versierte Ernährungsfachkraft unterstützt Sie gerne dabei. Sie kann Ihnen helfen, Antworten auf Ihre speziellen Fragen zu einer hühnereifreien Ernährung zu finden und Ihnen in Ihrer praktischen Umsetzung Unterstützung bieten.

HÜHNEREI

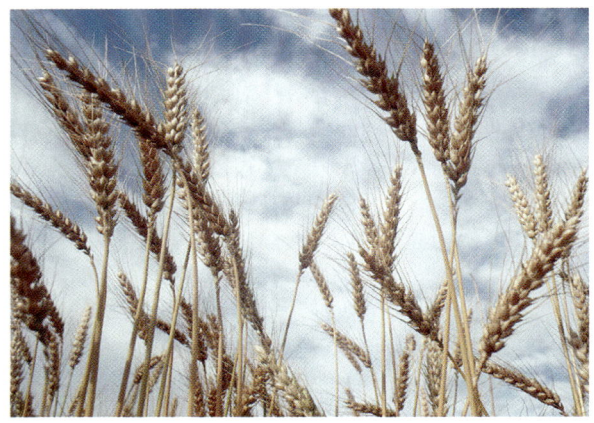

Weizen

Weizen ist in der mitteleuropäischen Ernährung als Grundnahrungsmittel weit verbreitet. Eine Meidung ist daher mit weitreichenden Änderungen des Einkaufs- und Essverhaltens verbunden.

Was Sie wissen sollten

Weizen ist aufgrund seiner guten Backfähigkeit das wichtigste Brotgetreide in unseren Breitengraden. Er wird in über 20 verschiedenen Arten vornehmlich in Europa, dem Mittelmeerraum und Westasien angebaut. Bei der Ernte fallen die Weizenkörner aus den Spelzen (Nacktweizen). Sind die Körner getrocknet, so sind sie lange haltbar und enthalten ca. 70 Prozent Stärke und 10 Prozent pflanzliches Eiweiß. Neben den wichtigen Ballaststoffen sind Weizenkörner auch eine gute ernährungsphysiologische Quelle für viele B-Vitamine (vor allem Folsäure). Die vielfältigen Weizenprodukte im Handel enthalten allerdings nur selten noch alle Bestandteile des ganzen Korns.

Was Ihr Immunsystem ärgert

Eine echte Weizenallergie tritt seltener auf, als allgemein vermutet. Deshalb sollte eine Weizenunverträglichkeit immer zweifelsfrei festgestellt werden. Nur eine Nahrungsmittelprovokation (optimalerweise doppelblind und placebokontrolliert) liefert die Grundlage für eine langfristige weizenfreie Ernährung. Eine Weizenallergie entwickelt sich meist in den ersten Lebensjahren und verliert sich oft bis zum Schuleintrittsalter wieder. Eine klassische Weizenallergie im Erwachsenenalter ist extrem selten.

Es gibt drei Hauptallergene im Weizen. Eines davon, das Gluten, ist auch verantwortlich für die Symptome im Rahmen einer Glutenunverträglichkeit (siehe hierzu Einkaufsführer bei Zöliakie). Eine Weizenallergie darf nicht mit einer Glutenunverträglichkeit verwechselt werden. Denn die Lebensmittelauswahl ist in vielen Punkten deutlich anders: Während bei einer Zöliakie das Gluten, egal welchen Ursprunges (in Weizen, Roggen, Gerste etc.), gemieden werden muss, beschränkt sich bei einer Weizenglutenallergie der Verzicht auf Weizen mit seinen verschiedenen Arten (Seite 38). Trotzdem sind glutenfreie Lebensmittel für Sie als Weizenallergiker nicht immer geeignet, da sie zwar frei von Gluten, nicht aber frei von anderen Weizenallergenen sein müssen: z.B. glutenfreie Weizenstärke, gekennzeichnet als *Primaweizenstärke* bzw. *Stärke aus Weizen*. Andererseits muss Gluten in einem Lebensmittel nicht zwangsläu-

WEIZEN

fig auf Weizen hindeuten, da das Gluten auch aus anderen Getreiden stammen kann.

Wenn Sie unter einer Gräser- und/oder Getreidepollenallergie leiden, heißt das nicht automatisch, dass Sie Weizen meiden müssen. Meistens ist Weizen als Lebensmittel in Brot und Backwaren gut verträglich. Nicht zu verwechseln mit einer Weizenallergie ist das Bäckerasthma. Hier löst das Weizenmehl als Staub durch Inhalation Symptome aus, üblicherweise wird der Verzehr von weizenhaltigen Backwaren von betroffenen Personen problemlos vertragen.

Durch Kochen unschädlich gemacht?

Die Weizenallergene sind zum Teil hitzelabil. Das erklärt, warum Weizen in Form von Brot häufig vertragen wird. Gerade im Säuglings- und Kleinkindalter spielen aber auch hitzeunempfindliche Allergene eine Rolle, sodass die Diagnose dann eine komplette Weizenmeidung notwendig macht.

Kreuzreaktionen treten bei fast allen Weizenallergikern zu den Urformen von Weizen auf, da die Allergene extrem ähnlich sind. Der Austausch von Weizen durch Dinkel ist nur in Einzelfällen möglich und sollte durch eine doppelblinde, placebokontrollierte Provokation bestätigt werden. Verschiedene Weizenarten und die Urformen von Weizen:

Dinkel, Grünkern	Triticum spelta
Einkorn	Triticum monococcum
wildes Einkorn	Triticum boeoticum
Emmer (Zweikorn)	Triticum dicoccoides
Kulturemmer	Triticum dicoccon
Hartweizen	Triticum durum
Kamut	Triticum turgidum

Weizen	Triticum aestivum
wilder Spelzweizen	Triticum speltoides
Wildweizen	Triticum tauschii

Triticale, eine Kreuzung zwischen Weizen und Roggen, findet in der menschlichen Ernährung aber kaum Verwendung. Kreuzreaktionen zu anderen Getreidesorten, wie Roggen, Hafer oder Gerste treten recht selten auf, sodass Sie in der Regel problemlos auf diese Getreide ausweichen können.

Wo ist Ihr Allergen enthalten?

Weizen ist als übliche Getreidesorte in vielen Lebensmitteln enthalten. Bei allen Brot-, Brötchen-, Müsli- und Kuchensorten und Keksen und vielen Süßigkeiten müssen Sie davon ausgehen, dass Weizen enthalten ist. Weizen wird in verschiedenen Feinheitsgraden gemahlen und im Handel angeboten. So gibt es grobe und feine Vollkornmehle und Weizenmehle mit verschiedenen Mehltypzahlen (Auszugsmehle: Typ 405, 550, 630, 812, 1050, 1200, 1600, 1700, 2000). Diese Typzahlen sagen etwas über den Mineralstoffgehalt in mg pro 100 g aus. Einfluss auf die allergene Wirkung können aus diesen Typzahlen nicht abgeleitet werden! Produktbezeichnungen wie Grieß, Dunst, Graupen, Kleie und Schrot lassen ebenfalls meistens auf Weizeninhaltsstoffe schließen. Grieß aus Weichweizen wird häufig für Suppe, Sauce, Brei und Pudding verwendet. Kindergrieß besteht aus feinkörnigem Weizengrieß und wird meist mit Vitamin-, Mineral- und Geschmacksstoffen angeboten.

Grieß aus Hartweizen (Durum) wird meist für Teigwaren wie Nudeln, Klöße und Fertiggrieß verwendet. Die meisten Nudeln im Handel werden aus Weizen hergestellt. Die Bezeichnung »Grütze« wird zwar in Deutschland meist für ge-

WEIZEN

schälte und zerhackte Gerstenkörner verwendet, aber es
finden sich auch vereinzelnd Grützen aus Hartweizengrieß!
Auch Bulgur und Couscous werden aus Weizen hergestellt.
Vorsicht ist auch bei Tortenguss und Sahnesteif geboten.
Viele dieser Hilfen im Haushalt enthalten Weizen.

Sogar Aromen können Weizen als Trägersubstanz enthalten. Ebenso können Medikamente, Dragees und Zucker-
kruste auf Weizenbasis hergestellt werden. Die Verwendung von Weizenkeimölen ist nur bei hochgradigen Weizenallergikern ein Problem – insbesondere dann, wenn es
sich um kaltgepresste Varianten handelt.

Der tägliche Einkauf

Aufgrund der vielfältigen Verwendung von Weizen wird
der Einkauf zu Beginn Ihrer Ernährungsumstellung aufwän-
diger. Der Einkauf von verpackten Lebensmitteln ist durch
die neue Kennzeichnungsverordnung für Sie als Weizenallergiker – mit Einschränkungen (Seite 11) – einfacher geworden. Eine Lücke bzw. häufig vorkommende versteckte
Fehlerquelle für den Weizenallergiker ist der Einsatz von al-
ten weizenähnlichen Getreidesorten. Häufig wird Dinkel als
Ersatz für Weizen verwendet und im Handel dann als »weizenfrei« ausgelobt. Bei einem Weizenallergiker ist aber der
Verzicht auf alle Weizenformen notwendig (Seite 37). Doch
auch bei guter Kennzeichnung bleibt das Problem, dass viele Grundnahrungsmittel mit Weizen hergestellt werden.
Weizenfreies Brot finden Sie üblicherweise nur selten im
Supermarkt um die Ecke. Hierzu ist es notwendig, zu einem
Bäcker zu gehen, der einem versichert, dass spezielle Brot-
sorten zu 100 Prozent weizenfrei sind, d. h. auch ohne wei-
zenhaltiges Backpulver oder weizenhaltige Trockenhefe ge-
backen. Einfacher ist es für Sie, selbst zu backen.

Die meisten gängigen Müslimischungen und Müsliriegel im normalen Handel sind mit Weizen oder weizenhaltigen Produkten hergestellt. Das große Sortiment aus Keksen und Gebäckmischungen besteht zum Großteil aus Weizen und auch um das große Nudelsortiment im Supermarkt müssen Sie einen großen Bogen machen. Bei vielen Fertigprodukten sollten Sie als Weizenallergiker davon ausgehen, dass Weizen enthalten sein könnte. Fertigsuppen, -saucen oder -desserts werden auf Weizenbasis hergestellt und sind somit nicht für Sie geeignet. Viele Süßigkeiten, aber auch viele Getränke, wie Getreidekaffee und Weizenbier, werden mit Weizen hergestellt und sind damit nicht geeignet.

Allergenfreie Alternativen

Ein ernährungsphysiologischer Ersatz von Weizen ist durch den Einsatz anderer Getreidesorten möglich. Sie sollten trotzdem eine erfahrene allergologische Ernährungsfachkraft bezüglich Ihrer Nährstoffbedarfsdeckung zu Rate ziehen (Adressen Seite 15). Denn bei einer Kostform, bei der gänzlich auf weizenfreie Produkte umgestellt wird, kann es leicht zu einer Unterversorgung an Ballaststoffen, Folsäure und Zink kommen. Gelingt es aber, Roggen, Hafer und andere weizenfreie Getreidesorten in den täglichen Speiseplan einzubauen, ist kein Mangel zu befürchten.

Küchentechnisch können Sie Weizen durch andere Getreidesorten ersetzen: Roggen, Hafer und Gerste eignen sich ebenfalls zum Backen. Allerdings erfordert der Ersatz etwas Übung: So ist die Konsistenz der »Nichtweizen-Brote« meist etwas weniger »luftig«. Dagegen ist der Ballaststoffgehalt in reinem Roggenbrot in der Regel höher als in den verbotenen Weizenbroten. Wenn Sie ein reines Roggenbrot backen möchten, ist es empfehlenswert, ein Rezept für ein Sauerteigbrot zu wählen. Die lange Teigführung über ein bis zwei

Tage verbessert die Backeigenschaften von Roggen erheblich. Neben reinen Roggenbroten können Sie auch auf das glutenfreie Brot- und Backwarensortiment aus dem Reformhaus, Bioladen, gut sortierten Supermärkten oder über Direktversand ausweichen. Sie müssen sich nur unbedingt rückversichern, dass komplett weizenfreie Zutaten verwendet wurden. Enthalten die Produkte z.B. glutenfreie Weizenstärke, sind diese für Sie ungeeignet.

Auch Amarant, Buchweizen, Guarkernmehl, Hirse (Sorghum), Johannisbrotkernmehl, Kastanienmehl, Kartoffelstärke, Maismehl/oder -stärke, Quinoa, Reis, Sojamehl oder Tapioka können als Weizenersatz eingesetzt werden.

REZEPT

Ohne Weizen lassen sich die meisten Backwaren bei uns schlecht vorstellen. Doch selbst Eierkuchen lassen sich weizenfrei zubereiten.

Buchweizen-Pfannkuchen (2 Personen)
125 g Buchweizenmehl
$1/4$ l Milch oder Wasser
$1/2$ TL Salz
1 Ei
Öl zum Backen
Das Buchweizenmehl
mit Milch oder Wasser,
Salz und dem Ei zu einem
glatten Teig verrühren. Einige Stunden quellen lassen. Öl in der Pfanne erhitzen und aus dem Teig in einzelnen Portionen Pfannkuchen backen. Buchweizenpfannkuchen schmecken gut mit Äpfeln, Birnenkraut oder Rübenkraut.

Um einen selbst hergestellten weizenfreien Obstkuchen zu belegen, verwenden Sie statt Tortenguss z. B. Kartoffelstärke oder alternative Verdickungsmittel wie Agar-Agar, um den Obstsaft anzudicken. Das morgendliche Müsli bleibt dem Selbstmischen vorbehalten: Aus reinen Hafer-, Gersten- oder Roggenflocken lässt sich ebenfalls eine große Vielzahl an Frischkornbreien oder Müslivariationen zaubern.

Zum Panieren können Sie weizenfreies Paniermehl verwenden, welches Sie leicht aus getrockneten, weizenfreien Backwaren selbst herstellen können. Auch Haferkleieflocken oder feine Haferflocken sind ein guter Ersatz und können zudem sogar noch einen positiven Beitrag zur Senkung des Cholesterinspiegels beitragen. Eine Alternative für Nudeln bieten z. B. glutenfreie Maisnudeln. Aber auch Reis, Wildreis oder Gerstengraupen lassen sich für Suppen und Saucen verwenden.

Rundherum sorglos auch außer Haus

Eine Außer-Haus-Verpflegung ist für Sie als Weizenallergiker nicht ganz einfach. Sie müssen davon ausgehen, dass in Restaurants, Kantinen, Kindertagesstätten und Imbiss-Ständen fast alle Speisen und Gerichte mit Weizen zubereitet werden oder zumindest in Berührung gekommen sind. Auch das Essen bei Freunden und Bekannten ist nur möglich, wenn auf Ihre Allergie hundertprozentig Rücksicht genommen wird.

Kartoffeln, Reis, Gemüse, Salat, Fleisch und Fisch enthalten von Natur aus keinen Weizen und können daher, natur gegart und ohne weitere Zutaten, verzehrt werden. Die Panade oder Sauce zu diesen Speisen werden jedoch fast immer mit Weizen zubereitet, und auch Fertigsaucen enthalten üblicherweise Weizen. In einer Kantine oder Kita, in der selber gekocht wird, können Sie versuchen, den Koch darum zu bitten, Ihnen mitzuteilen, welche Lebensmittel und Speisen weizenfrei sind. So können Sie planen, an welchen Tagen Sie – zumindest einzelne Komponenten – aus dem Speiseangebot übernehmen können. Einfacher, aber zeitaufwändiger, ist es, sich selbst gekochte Speisen mitzunehmen und zu erwärmen oder die warme Mahlzeit auf den frühen Abend zu verlegen und mittags mitgebrachte belegte Brote (aus weizenfreien Zutaten) mit Gemüse, Obst und/oder einem weizenfreien Milchprodukt zu verzehren.

So klappt's: praktische Alltagstipps

Auch als Weizenallergiker können Sie sich ausgewogen ernähren.

Gründlich spülen: Bei der Zubereitung der Speisen müssen Sie darauf achten, dass die Zutaten vollständig weizenfrei sind und auch durch versehentliche Kontamination (zum Beispiel durch Zubereitung in einem ungereinigten Gefäß, in dem zuvor eine weizenhaltige Speise zubereitet oder aufbewahrt wurde) keine Weizenprodukte in die Speisen gelangen. So kann eine warme Mahlzeit bestehend aus Kartoffeln oder Reis, Gemüse und/oder Salat sowie Fleisch oder Fisch recht unproblematisch zubereitet und verzehrt werden.

Für das Frühstück können Sie ein weizenfreies Brot oder Brötchen mit Butter oder geeigneter Margarine und Marmelade, Honig oder Rübenkraut belegen. Auch Käse, ein weizenfreier Aufschnitt/Wurst oder vegetarischer Brotbelag sind möglich. Ebenso kann ein Müsli aus weizenfreien Getreideflocken, Obst und Milch oder Saft zubereitet werden.

Zwischendurch: Obst und Gemüse sind ein idealer Snack für zwischendurch, sofern sie nicht weiter verarbeitet sind. Auch ein Joghurt ohne Getreide-/Müslizusatz kann als Zwischenmahlzeit gegessen werden und eignet sich auch zum Mitnehmen.

Zum Abendessen oder für unterwegs eignen sich belegte weizenfreie Brote (Seiten 41/42). Salat und frisches Gemüse runden eine solche Mahlzeit gut ab.

Ihnen erscheint es zu Anfang sicher schwierig, eine weizenfreie Ernährung durchzuführen. Nach einer gewissen Umstellungsphase werden Sie feststellen, dass eine weizenfreie Ernährung gut praktizierbar ist. Eine allergologisch versierte Ernährungsfachkraft unterstützt Sie gerne dabei. Sie kann Ihnen helfen, Antworten auf Ihre speziellen Fragen zu einer weizenfreien Ernährung zu finden und Ihnen in Ihrer praktischen Umsetzung Unterstützung bieten.

WEIZEN

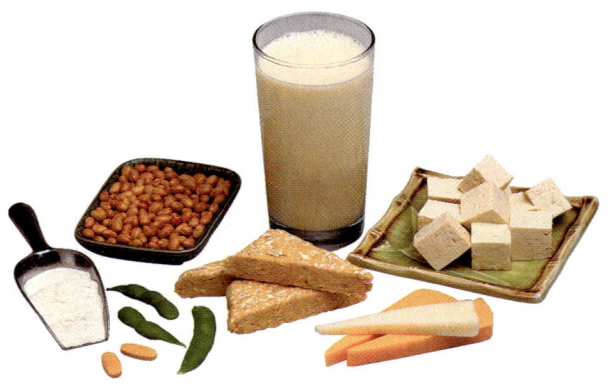

Soja

Soja ist mittlerweile auch in westlichen Ländern zu einem Grundnahrungsmittel geworden. Die Zeiten, in denen lediglich Vegetarier/Veganer Soja in Form von Fleischersatz kannten, gehören zur Vergangenheit. Heute kommen in vielen Haushalten Sojasauce, Tofu, Sojasprossen oder Sojadrinks, aber auch Soja als Zutat in verarbeiteten Lebensmitteln auf den Tisch. Als hochwertiges und kostengünstiges Eiweiß lässt sich Soja in der Lebensmittelindustrie vielseitig einsetzen. Daher müssen Sie mit vielfältigen Verwendungsmöglichkeiten rechnen.

Was Sie wissen sollten

Sojabohnen sind Hülsenfrüchte und damit botanisch den Linsen, Bohnen, Erbsen zuzuordnen. Sie kommen ursprünglich aus Ostasien, werden inzwischen aber weltweit angebaut. Die Pflanzen werden bis zu 180 cm hoch, ihre Hülsen stehen in Trauben zusammen und enthalten jeweils ein bis fünf Samen. Es sind viele Sorten bekannt, die sich in Form und Farbe voneinander unterscheiden. Roh sind Sojabohnen nicht genießbar: Sie schmecken bitter und können über sogenannte Enzyminhibitoren den Eiweißabbau im menschlichen Körper hemmen.

Was Ihr Immunsystem ärgert

Als Allergene spielen verschiedene Sojaeiweiße eine Rolle. Gerade in den letzten Jahren hat es einen großen Wissensschub bezüglich der verschiedenen Sojaallergene gegeben. Die meisten gelten als sehr hitzestabil und schwer verdaulich: Eigenschaften, die für sehr potente Allergene charakteristisch sind. Diese Merkmale sind auch dafür verantwortlich, dass das Sojaeiweiß durch Verarbeitungseinflüsse nahezu unbeeinflusst ist. Für Sojaallergiker ist also der vollständige Verzicht auf Soja- und Sojaprodukte sinnvoll.

Durch Kochen unschädlich gemacht?

Verarbeitungseinflüsse wie Temperatur, Sauerstoff, Fermentation etc. können den meisten Sojaallergenen nur wenig anhaben. Lediglich bei der Herstellung von Sojaöl geht das Allergen durch die Abtrennung des Sojaeiweißes verloren, sodass raffinierte (wärmebehandelte) Sojaöle unbedenklich sind. Selbst kalt gepresstes Sojaöl wird in der Regel vertragen. Wenn Sie allerdings eine hochgradige Sojaallergie haben und Probleme beim Verzehr von kalt gepresstem Sojaöl bemerken, sollten Sie auch andere kalt gepresste Öle – zumindest aus kleinen Ölmühlen – vermeiden, da diese über Verunreinigungen auch Sojaeiweißbestandteile enthalten können.

Kreuzreaktionen zu anderen Hülsenfrüchten (insbesondere Erdnuss), aber auch im Rahmen einer pollenassoziierten Nahrungsmittelallergie (Birke, Gräser) sind möglich, aber nicht zwingend. Entscheidend für die Diagnose Sojaallergie, aber auch für relevante Kreuzallergene ist im Regelfall nicht der Blut- oder Hauttest, sondern das Ergebnis einer Nahrungsmittelprovokation. Dies ist gerade bei den Hülsenfrüchten zu beachten, wo Kreuzreaktionen im Blut- oder Hauttest sehr häufig vorkommen, obwohl die kreuzreaktiven Nahrungsmittel oft problemlos verzehrt werden können. In letzter Zeit mehren sich die Berichte über Birkenpollenallergiker, die starke Reaktionen nach Verzehr von Diätprodukten auf Sojabasis zeigten. Dass es sich dabei um eine allergische Kreuzreaktion handelt, konnte inzwischen nachgewiesen werden. Doch das verantwortliche Allergen kommt nicht in jeder Sojabohne vor. Es handelt sich um ein sogenanntes Stressprotein, das nur unter schwierigen Wachstumsbedingungen ausgebildet wird.

Wo ist Ihr Allergen enthalten?

Wie bereits erwähnt, ist der Einsatz von Soja als Grundlage vieler Nahrungsmittel, als eiweißreiche Zutat, als Zusatzstoff, aber auch in Sportgetränken, Medikamenten und Pulvernahrung als Basis einer Reduktionsdiät weitverbreitet. Selbst wenn Sie kein Anhänger der asiatischen Küche sind und Soja nicht in Form von

- Miso (süße oder salzige Würzpaste),
- Natto (japanischer Sojakäse, ähnelt einer Würzpaste),
- Sojasauce (Tamari, Shoyu),
- Tofu (Sojaquark) oder
- Tempeh (Erzeugnis aus fermentierten Sojabohnen)

verzehren, könnte es sich als
- Sojamehl (z. B. in Brot und Backwaren),
- Sojaflocken,
- als Fleischimitat (TVP) oder
- als Würzsauce

auf Ihrem Tisch wiederfinden. Auch Sojasprossen (gekeimte Sojabohnen) werden im Zuge einer obst- und gemüsereichen Ernährung z. B. gern als Salatzutat eingesetzt. Daneben finden sich in den Regalen der Supermärkte eine Vielzahl an Sojadrinks, Milchersatzprodukten, Diätgetränken und mit Eiweiß angereicherten Erfrischungsgetränken. Aber auch als Zusatzstoff (z. B. als Backmittel, Bindemittel, Stabilisator, Emulgator, Lecithin) ist Soja in der Lebensmittelindustrie fast unverzichtbar geworden. Als Sojaöl oder Margarine auf Sojabasis ist der Verzehr für die meisten Allergiker unproblematisch.

Der tägliche Einkauf

Wo gilt es denn nun besonders beim Einkauf aufzupassen? Oberste Regel für alle Nahrungsmittelallergiker sollte sein, bei verpackten Produkten grundsätzlich die Zutatenliste zu studieren. Da Soja als Zutat deklariert sein muss (Seite 11), lassen sich auf diese Weise die meisten sojahaltigen Nahrungsmittel zweifelsfrei identifizieren. Auch der freiwillige Zusatz der Hersteller, der auf mögliche Spuren hinweist, kann Ihnen helfen auszuwählen, ob ein Produkt für Sie geeignet ist oder nicht. Was aber, wenn Sie lose Ware kaufen?

SOJA

In diesem Fall ist es entscheidend, ob Sie den Aussagen des Anbieters vertrauen. Fragen Sie auf jeden Fall nach, ob Soja enthalten ist, machen Sie Ihre Kaufentscheidung davon abhängig, wie vertrauenswürdig Ihnen die Antwort erscheint. Egal ob Sie Brot, Brötchen oder Gebäck kaufen – bei Aufschnitt und Würstchen, bei Fleisch- und Fischfeinkost, in Milchspeisen oder Milchmixgetränken, ob in Speiseeis oder Süßem … vermuten Sie überall, was in irgendeiner Weise fertig zubereitet ist, Soja als Zutat. Die beste Meidungsstrategie liegt sicher in der Selbstzubereitung der Speisen aus frischen, unverarbeiteten Nahrungsmitteln. Selbstverständlich können Sie dabei alle sojafreien verpackten Produkte einsetzen.

Allergenfreie Alternativen

Müssen Sie Soja meiden und möchten aber nicht auf viele Köstlichkeiten der asiatischen Küche verzichten, kann auf andere Hülsenfrüchte ausgewichen werden, sofern Sie diese vertragen. Der bekannteste »Sojaersatz« ist die Lupine. Aus dieser Hülsenfrucht lassen sich ebenfalls Lebensmittel wie Tofu oder Tempeh, aber auch Brotaufstriche, Bratlinge etc. herstellen. Da der Einsatz der Lupine nicht so stark verbreitet ist, kann Ihnen hier das Internet eine Hilfe beim Auffinden von Bezugsquellen bieten.

Wenn Sie Soja nicht in Form eines tatsächlichen Sojaprodukts zu sich nehmen, erscheint ein Ersatz für Soja auf den ersten Blick nicht notwendig. Alle Nährstoffe bekommt man bei richtiger Mahlzeitengestaltung auch ohne Sojaprodukte. Es ist lediglich wissenswert für Sie, mit welchen Alternativen die Lebensmittelindustrie arbeiten kann. So gibt es z.B. ein Sonnenblumenlecithin, das das weitverbreitete Sojalecithin in einigen Margarinesorten ersetzt (Übrigens:

Lecithin kann auch aus Hühnerei gewonnen werden). Auch gibt es verschiedene andere kalziumangereicherte Milchalternativen, wenn Sie sowohl Soja als auch Milch meiden müssen. In diesem Fall können Sie z. B. auf einen kalziumangereicherten Reis- oder Haferdrink zurückgreifen. Aber auch kalziumangereicherte Säfte und kalziumreiche Mineralwasser können helfen, den täglichen Bedarf an diesem Mineralstoff zu decken. Doch aufgepasst: Die genannten Al-

REZEPT

Der bewusste Einsatz von Soja in der Küche (z. B. als Tofu) lässt sich gut durch Lopino® (Tofu aus Lupinen) ersetzen.

Lopinobratlinge (4 Personen)
200 g Zucchini
300 g mehlige Kartoffeln
150 g Lopino natur
50 g Zwiebelwürfel
70 g Haferflocken
2 Eier, verquirlt
70 g Bergkäse, gerieben
Thymian, Salz, Pfeffer
70 g feine Haferflocken
40 g Kokosfett

Zucchini und Kartoffeln fein raspeln, kurz stehen lassen und die Flüssigkeit abgießen (abgesetzte Stärke möglichst zurückbehalten). Lopino mit der Gabel zerdrücken und mit Zwiebeln, Haferflocken, Eiern und Käse vermengen. Die Masse würzen und mit den Zucchini- und Kartoffelraspeln vermischen. Kleine, flache Bratlinge formen und in Haferflocken wälzen. Nacheinander im heißen Kokosfett ausbraten.

SOJA

ternativen helfen den Kalziumbedarf zu decken, sind aber meist kein adäquater Eiweißlieferant für den Körper. An diesem Beispiel sehen Sie, wie wichtig es ist, dass Sie eine qualifizierte, allergologisch erfahrene Ernährungsberatungskraft aufsuchen und überprüfen lassen, ob Sie einerseits Ihr Allergen vollständig meiden und andererseits alle notwendigen Nährstoffe im Rahmen einer vollwertigen Ernährung bekommen. Der Einkaufsführer, den Sie in der Hand halten, ist als Hilfe für den Alltag gedacht. Er kann aber keine umfassende Ernährungsberatung ersetzen.

Rundherum sorglos auch außer Haus

Bis hierhin ist Ihnen sicher Folgendes deutlich geworden: Sie brauchen kein Sojafan zu sein, um mit Soja in Kontakt zu kommen. In verarbeiteter Form kann es Ihnen fast überall das Leben schwer machen. In diesem Kapitel auf klassische sojahaltige Rezepte hinzuweisen, macht vor dem Hintergrund des vielfältigen Einsatzes von Soja keinen Sinn. Vielmehr steht an dieser Stelle noch mal die Warnung vor einem Außer-Haus-Verzehr. Sei es das Restaurant, die Kantine, der Schnellimbiss oder die Essenseinladung bei Freunden oder Bekannten. Selbst ein Büfett macht es Sojaallergikern nicht leicht. Verlassen Sie sich nur auf Aussagen hinsichtlich Sojafreiheit bestimmter Speisen, wenn Ihnen Ihr Gegenüber absolut vertrauenswürdig erscheint. Vorteilhaft ist es, sich eingesetzte Fertig- und Halbfertigprodukte zeigen zu lassen, um die Zutatenliste zu studieren. Ein solches Entgegenkommen werden Sie aber vermutlich nur im privaten Bereich erfahren.

Wenn Sie unterwegs etwas zu essen kaufen möchten, sollten Sie auf Produkte zurückgreifen, die Sie anhand der Zutatenliste auf Sojafreiheit überprüfen können (abgepacktes Brot, Aufschnitt, Feinkostsalate etc.), oder auf solche Lebensmittel, die Soja nicht beinhalten: Milchprodukte, Käse, Trockenfrüchte, Nüsse und natürlich frisches Obst und Gemüse.

So klappt's: praktische Alltagstipps

Wie kann Ihr Alltag jetzt, wo Sie Soja meiden müssen, aussehen?

Vorräte prüfen: Zuerst einmal sollten Sie Ihre Lebensmittelvorräte, Knäckebrot, Brotaufstriche, Instantgetränke, Süßigkeiten, Kekse etc. auf einen möglichen Zusatz von Soja hin überprüfen und ggf. weggeben oder in den Müll werfen.

Selber kochen: Einen wichtigen Part sollte das Kochen und Selbstzubereiten von Speisen einnehmen. Sie können nicht kochen? Dann wird es höchste Zeit für einen Kochkurs oder ein gutes Grundlagenkochbuch zur Selbstanleitung. Nur die Selbstzubereitung mit auf Soja kontrollierten Zutaten schafft Sicherheit. Wenn Sie tagsüber unterwegs oder im Büro sind, sollten Sie die erforderlichen Mahlzeiten mitnehmen. Wenn es an Ihrem Arbeitsplatz eine Möglichkeit zum Erwärmen gibt, können Sie Vorgekochtes mitnehmen. Ansonsten gilt es, auf belegte Brote (sojafreies Brot und sojafreier Belag), frisches Obst und Gemüse, selbst zubereitete Salate, Milchprodukte etc. auszuweichen.

Die Umstellung auf eine sojafreie Ernährung ist sicherlich schwierig, insbesondere dann, wenn Sie bisher nicht oder nur ungern gekocht haben. Doch nach einer gewissen Umstellungsphase werden Sie feststellen, dass eine sojafreie Ernährung gut praktizierbar ist.

Eine allergologisch versierte Ernährungsfachkraft unterstützt Sie gerne bei Fragen und der praktischen Umsetzung im Alltag.

SOJA

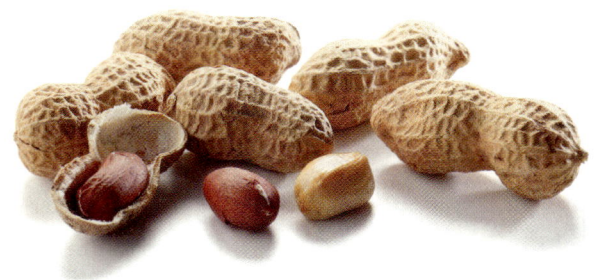

Erdnuss

D ie Erdnuss gehört zur großen Gruppe der Hülsenfrüchte, obwohl sie fälschlicherweise immer mit den Nüssen in einem Atemzug genannt wird. Erdnüsse und erdnusshaltige Lebensmittel erfreuen sich bei uns immer größerer Beliebtheit. Gerade in Snacks und Knabberartikeln ist ihre Verwendung sehr häufig und geschätzt. Zur Freude der Erdnussallergiker zeigt sich am Markt aber aufgrund der neuen Kennzeichnungspflicht ein tendenzieller Rückgang der vielfältigen Verwendungsformen der Erdnuss.

Was Sie wissen sollten

Die Erdnuss stammt ursprünglich aus Südamerika. Die Pflanze ist ein gelbes einjähriges Kraut und gehört zu der großen Gruppe der Hülsenfrüchte. In einer länglichen Hülse wachsen meist zwei Samen heran. Auf dem Markt werden vier verschiedene Sorten angeboten, die sich im Aussehen sehr ähneln. Die USA sind der Hauptlieferant der heutigen Erdnussproduktion.

Was Ihr Immunsystem ärgert

Die Allergene der Erdnuss sind sehr uneinheitlich. Sie gehören zu den gefährlichsten bekannten Allergieauslösern. Selbst kleinste Spuren können manchem Erdnussallergiker – je nach individueller Reaktionslage – etwas anhaben.

Im Gegensatz zu den Grundnahrungsmittelallergien Milch und Ei, die tendenziell eher bei Kindern auftreten und sich mit zunehmendem Alter meist verlieren, ist die Häufigkeit einer Erdnussallergie bei Kindern und Erwachsenen gleich hoch. Eine Rückbildung der allergischen Empfindsamkeit wird nicht beobachtet.

Durch Kochen unschädlich gemacht?

Die allergenen Bestandteile der Erdnuss sind hitzestabil. Verarbeitungsprozesse (schälen, zerkleinern, rösten) vermindern die allergene Potenz nicht – im Gegenteil, die allergene Gefährdung kann durch Rösten oder andere Hitzeeinwirkung sogar noch zunehmen. Grundsätzlich sollten Sie als Erdnussallergiker daher eine besondere Vorsicht beim täglichen Einkauf – vor allem bei verarbeiteter Ware – walten lassen.

Die häufige Verwendung von Erdnussölen für eine Vielzahl von Garprozessen schränkt den aufmerksamen Erdnussallergiker vermutlich mehr ein als notwendig. Denn ob raffiniertes Erdnussöl, das maximal noch kleinste Spuren des Allergens enthält, wirklich noch allergische Reaktionen auslösen kann, ist nicht abschließend geklärt.

ERDNUSS

Ein gleichzeitiges Vorkommen einer relevanten allergischen Reaktion auch auf andere Vertreter der Hülsenfrüchte, z. B. Soja, Erbse, Bohne, Guarkernmehl oder Johannisbrotkernmehl ist selten. Ein genereller Verzicht auf andere Hülsenfrüchte ist daher in der Regel nicht erforderlich. Bei einer hochgradigen Erdnussallergie kann bereits das Aufreißen einer Erdnussflips-Tüte in der Nähe oder aber ein Kuss kurz nach Erdnuss-Konsum vom Partner zu einer starken Reaktion führen.

Wo ist Ihr Allergen enthalten?

Erdnüsse werden mit und ohne Schale, als Kerne mit Häutchen, in blanchierter Form sowie in verarbeiteter Form geröstet und gehackt angeboten. Sie können Bestandteil von Nussmischungen und Knabberkost sein und kommen in der Regel geröstet in den Handel. Die Röstung dient nicht nur zur Verbesserung des Geschmacks und der Haltbarkeit, sondern auch zur Beseitigung von Bitterstoffen. Hohe Absatzzahlen finden sie als geröstete und gesalzene Snacks, in Form von Flips und in Riegeln. Des Weiteren bietet sie der Handel auch karamellisiert, mit Schokolade überzogen, in Schokoladentafeln, auf Keksen, in Müslis und Gebäck an. Erdnussflips, Erdnussbutter oder Erdnusssaucen weisen bereits durch ihren Namen auf die Verwendung von Erdnüssen hin.

Aber auch für die Herstellung von Getreideprodukten (Frühstückscerealien) und Schokolade werden sie eingesetzt. Erdnussbestandteile befinden sich aber auch in Nussölen. Vor allem als Erdnussfett ist es Zutat von Keksen und Gebäck. Die Verwendung von Erdnussöl ist weitverbreitet. Als preiswertes Speiseöl wird es häufig für die Margarineherstellung zusammen mit anderen Pflanzenölen verwendet. So kann es sich bei vielen gerösteten und frittierten Speisen auf der Zutatenliste wiederfinden. Thailändische, chinesische, mexikanische oder indonesische Speisen werden sehr häufig unter Verwendung von Erdnussbestandteilen hergestellt.

Besonders die verschiedenen Schokoladenspezialitäten zeigen eine rasch wechselnde Zutatenliste. Hier sollten Sie sich als Erdnussallergiker aus Vorsicht immer wieder beim Einkauf durch Lesen der Zutatenliste der Erdnussfreiheit vergewissern. Die zunehmenden Absatzzahlen von diversen Kaffeespezialitäten zeichnen sich ebenfalls durch die häufige Verwendung von erdnusshaltigen Aromaölen bzw. Likören aus. Also auch hier ist Vorsicht geboten.

Der tägliche Einkauf

Wenn Sie wirklich auf Spuren von Erdnüssen verzichten müssen, bleibt Ihnen nur der Griff zu verpackter Ware. Denn der Einkauf ist durch die neue Kennzeichnungsverordnung für Sie als Erdnussallergiker etwas leichter geworden (Seite 11). Hier können Sie aufgrund der neuen Kennzeichnungsverordnung auf eindeutig als erdnussfrei ausgezeichnete Ware zurückgreifen. Dies gilt auch für Getreidemüslimischungen oder Tiefkühlgerichte, bei denen zuvor eine große Unsicherheit hinsichtlich der unbeabsichtigten Kontamination bestand. Bei jeglicher unverpackter Ware ist die Erdnussfreiheit zweifelhaft bzw. nicht sofort eindeutig zu klären.

Für Ihre eigene Sicherheit sollten Sie auch bei anderen Verwendungszwecken wie z. B. Vitamin-Präparate (z. B. Vitamin D), Badeöl oder Cremes, Shampoo sowie Bleichmittel, Klebstoffe und Linoleum ein kritisches Auge auf die Zusammensetzung bzw. Zutatenlisten legen.

ERDNUSS

Allergenfreie Alternativen

Für den erdnussfreien Knabberspaß am Abend stehen Ihnen als Erdnussallergiker mittlerweile genügend Varianten zur Verfügung. Bei den Knabbererzeugnissen, jahrelang eine Domäne von Chips und Erdnussflips, ist inzwischen ein Riesenangebot auch für den Erdnussallergiker erhältlich: Der Verzicht auf Erdnussflocken kann durch erdnussfreies Reisgebäck häufig gut ertragen werden. Aber auch erdnussfreie Kräcker oder Käsegebäck können einen ähnlichen Geschmack imitieren, ohne dass es für den Erdnussallergiker gefährlich wird. Das Umarbeiten vorhandener Rezepte auf Erdnussersatzprodukte ist ebenfalls nicht weiter schwierig. Bei einer isolierten Erdnussallergie können folgende Ölsaaten und/oder Nüsse als sinnvolle Alternative eingesetzt werden:

Erdnussalternativen	Mengenersatz Vorgesehene Erdnussmenge: Ersatz
Cashewkerne Haselnuss Mandeln Paranuss Pekannuss Pinien Pistazie Sonnenblumenkerne Walnuss	1 : 1
Kokosnuss Maronen/Edelkastanien Mohnsaat Sesamsaat	1 : 0,8

Sind bereits schwere klinische Reaktionen aufgrund eines unbeabsichtigten Erdnussverzehrs vorgekommen, sollten Sie sich auf jeden Fall von einer allergologisch ausgerichteten Ernährungsfachkraft beraten lassen. Mit ihrer Hilfe lassen sich dann sicher auch Ihre Lieblingsrezepte erdnussfrei umarbeiten.

REZEPT

Erdnüsse werden Ihnen hauptsächlich als Knabberspaß begegnen. Um hier in Zukunft Genuss ohne Reue servieren zu können, sollten Sie folgendes Rezept ausprobieren:

Käse-Knabberstangen

300 g TK-Blätterteig
120 g geriebener Emmentaler
weißer Pfeffer

1 Eigelb
etwas Kümmel

Den Blätterteig nach Anweisung auftauen lassen. Anschließend auf einem bemehlten Backbrett etwas übereinanderlegen und zu einer 45 x 45 cm großen Teigplatte ausrollen. Den Emmentaler gleichmäßig auf einer Hälfte der Teigplatte verteilen und pfeffern. Nun die eine unbestreute Teigplattenhälfte auf die andere klappen und mit dem Nudelholz etwas andrücken.

Mit einem Teigrädchen oder einem scharfen Messer in 2 cm lange Streifen schneiden. Jeweils in der Mitte halbieren. Die schmalen Teigstreifen einzeln jeweils spiralförmig etwas aufdrehen und auf ein mit Backpapier ausgelegtes Backblech legen.

Mit dem verquirlten Eigelb bestreichen, etwas Kümmel darüberstreuen und die Stangen im vorgeheizten Backofen etwa 15 Min. bei 200 Grad (170 Grad Umluft) goldbraun backen.

ERDNUSS

Rundherum sorglos auch außer Haus

Erdnussbestandteile – auch unbeabsichtigt – können überall dort auftreten, wo Erdnüsse verwendet werden: also in Restaurants, Bäckereien, Fleischereien, Eisdielen, Fast-

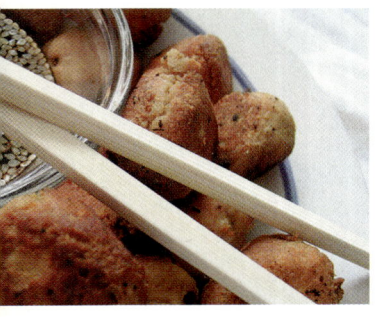

Food-Ketten, aber auch bei Freunden und Bekannten. Insbesondere bei asiatischen, orientalischen und südamerikanischen Angeboten sollten Sie besondere Vorsicht walten lassen und im Zweifel eher verzichten. Hingegen ist das Vorkommen von Erdnuss und erdnusshaltigen Produkten in der deutschen Küche eher selten. Das Vorkommen beschränkt sich meist auf vorfritierte Lebensmittel (z.B. Pommes frites, Kartoffelkroketten, Röstis), oder auf Knabber- und Keksartikel.

Hier kann sich Ihr Allergen verstecken
▪ Satespieße (mit Erdnusssauce)
▪ Würzpasten, Würzsaucen, gekörnte Brühe, Brühwürfel, Gewürzzubereitungen (Currypulver)

So klappt's: praktische Alltagstipps

Neben dem Griff zu verträglichen Obstsorten sind auch viele Gemüsesorten (Kohlrabi, Gurke, Paprika) für den Hunger zwischendurch geeignet.

Hunger unterwegs: Um den schnellen Hunger zu bändigen, ist eine vergleichsweise sichere Alternative der Griff zu Molkereiprodukten: Joghurt und Quark sind eine prima Variante für unterwegs. Aber auch Brot und Brötchen sind in der Regel verträglich. Sie sollten sich vergewissern, dass keine Erdnüsse im Teig oder zum Bestreuen verwendet wurden. Dann lassen sich auch ohne Risiko belegte Brote/Brötchen für unterwegs zubereiten. Wenn Sie fertige Sandwichs kaufen, ist dagegen unbedingt erforderlich, sich von der Erdnussfreiheit zu überzeugen.

Zu Anfang erscheint es Ihnen sicher schwierig, eine erdnussfreie Ernährung durchzuführen. Nach einer gewissen Umstellungsphase werden Sie aber feststellen, dass eine solche Ernährung gut praktizierbar ist. Eine allergologisch versierte Ernährungsfachkraft kann Sie bei der Umstellung unterstützen, indem Sie Ihnen spezielle Fragen zu einer erdnussfreien Ernährung beantwortet und bei der praktischen Umsetzung hilft.

ERDNUSS

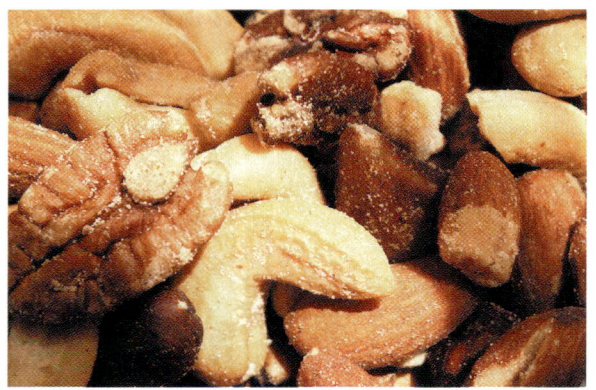

Nüsse

Nüsse sind weit mehr als eine Plätzchenzutat. Mit dem immer größer werdenden Gesundheitsbewusstsein haben die Nüsse auch Einzug in den täglichen Speiseplan – auch von Nicht-Biofamilien – gefunden. Doch durch die Zunahme der Pollenallergiker, die oft Kreuzreaktionen auf Nahrungsmittel zeigen, stehen die Nüsse häufig als Auslöser des sogenannten oralen Allergiesyndroms (kurz OAS) im Kreuzfeuer. Keine Gruppe ist so inhomogen und schwierig einzuordnen wie die Nüsse. Sie sind Samen sehr unterschiedlicher Pflanzenfamilien. Denn obwohl die Muskatnuss zum Beispiel als Nuss bezeichnet wird, hat sie mit der Nussallergie nichts zu tun. Und auch die Kokosnuss ist für die meisten Nussallergiker unproblematisch.

Die Erdnuss wiederum ist keine Nuss, sondern eine Hülsenfrucht. Aufgrund ihres hohen allergenen Potenzials kommt ihr ein eigenes Kapitel in diesem Einkaufsführer zu (Seite 54). Um es für Sie als Allergiker handhabbar zu machen und um sich nicht mit solchen Spitzfindigkeiten aufzuhalten, beschränken wir uns im Folgenden auf die häufigsten Auslöser in der Nuss- bzw. Samengruppe.

Was Sie wissen sollten

Botanisch gesehen ist das, was Sie als Nüsse kaufen, ein Schalenobst. Lediglich die Haselnuss ist eine echte Nuss. Mandel, Walnuss, Pistazie, Kastanie und Macadamianüsse sind Steinfrüchte und die Paranuss ist eine Kapselfrucht. Dass sich daraus etwas über die verschiedenen Allergene in diesen Nüssen ableiten ließe, ist leider ein Trugschluss.

Cashewnüsse, die man zu den Steinfrüchten zählt, sind in einer 2 bis 3 mm dicken hölzernen Schale eingeschlossen. In dieser Schale ist das Cashewschalenöl enthalten, das auch industriell z. B. für Kosmetik genutzt wird. Ihr nierenförmiges Aussehen unterscheidet sie von allen anderen Nuss- und Samensorten. Geerntet wird nicht nur die Nuss, sondern auch der Cashewapfel. Er hat ein gelbrotes Fruchtfleisch, an dessem unteren Ende sich die 2 bis 3 cm große nierenförmige Cashewnuss bildet. Meist werden die Cashewnüsse im Ganzen angeboten. Sie kommen geröstet und als gesalzene Cashewkerne, aber auch roh und als Bestandteil in verschiedenen Snackmischungen in den Handel. Sie finden ihren Einsatz für Back- und Süßwaren sowie in Müslis. In der südostasiatischen Küche sind sie Zutat für Reis- und Nudelgerichte. Des Weiteren werden Cashewnüsse auch zu einem hochwertigen Speiseöl verarbeitet. Im Geschmack sind sie einer süßen Mandel ähnlich. Die Allergie auf Cashewnuss zeigt sich aufgrund der geringen Verbreitung selten. Eine Kombination mit einer Erdnussallergie kann vorkommen.

NÜSSE

Haselnüsse gehören zur Familie der Birkengewächse (Betulaceae). Sie reifen in Gruppen von jeweils zwei bis drei Nüssen heran. Die Hauptanbaugebiete sind die Türkei, Italien, Spanien, USA und der Kaukasus (Georgien und Aserbaidschan). Junge Haselnüsse haben ein helles aromatisches Kerbfleisch. Die Haselnüsse sind kostengünstig und werden daher vielseitig verwendet. Haselnüsse finden vornehmlich in der Schokoladenindustrie Verwendung, aber auch als Backzutat, in Müslis, Gebäck, Eis oder einfach zum Knabbern. Haselnüsse werden ungeschält, geschält, gehackt, gestiftet, gemahlen, geröstet, ungeröstet und in Form von Paste angeboten. Die Haselnussallergie ist eine der häufigsten Nahrungsmittelallergien, oft auch als Kreuzreaktion zu den Birkenpollen.

Die Macadamianuss, oder auch Queenslandnuss genannt, gehört zur Familie der Silberbaumgewächse (Proteaceae), die auf der südlichen Halbkugel beheimatet sind. Die cremefarbenen, fast kugeligen Nusskerne befinden sich in einer braunen Schale, die von einer grünen lederartigen Hülle umschlossen ist. Die »Königin der Nüsse«, wie die Macadamianuss auch genannt wird, kommt als Knabberei, ungesalzen, gesalzen, leicht geröstet oder kandiert in den Handel. Sie findet ebenso Verwendung für Süß- und Backwaren.

Mandeln gehören zur Pflanzenfamilie der Rosaceae, zu ihr zählen auch Apfel, Birne, Pfirsich, Pflaume, Zwetschge etc. Die süßen Mandeln wachsen an weißblühenden Bäumen, während die bitteren Mandeln von rosafarbenen Bäumen geerntet werden. Bittermandeln sind roh giftig, ihr Gift wird durch Kochen zerstört. Eine zusätzliche Unterscheidung zeigen Krach- und Steinmandeln: Die Krachmandel besitzt eine poröse Schale, während die Steinmandel durch ihren sehr harten Kern gekennzeichnet ist. Mandeln sind ungeschält, geschält, blanchiert, gemahlen, geröstet, ungeröstet, gesalzen, gehobelt, gehackt und gestiftet im Handel erhältlich. Sie werden zur Herstellung von Snackartikeln, Marzipan, Backwaren, Müslis und Süßspeisen verwendet. Die »gebrannten Mandeln« sind eine mit Zucker und verschiedenen Gewürzen geröstete und dragierte Spezialität. Darüber hinaus können Mandeln auch zu einem hochwertigen Speiseöl verarbeitet werden. Außerdem wird Mandelöl in der Kosmetikindustrie eingesetzt

Paranüsse (Amazonasmandeln oder Brasilnüsse): Ähnlich wie Cashew- fallen auch Paranüsse durch ihre besondere Form auf. Die dreikantige Nuss wächst an 30 bis 60 Meter hohen Bäumen in einer Kapselfrucht heran. Die Kapseln wiegen zum Erntezeitpunkt bis zu drei Kilo und tragen 10 bis 40 Paranüsse in sich. Paranüsse kommen vor allem in der Schale oder geschält auf den Markt. Ihre Verwendung beschränkt sich – auch aufgrund des Preises – meist auf den Verzehr als »Solonuss«. Nur in seltenen Fällen werden sie geröstet, gesalzen, in Schokolade oder als Zutat in Eiscreme angeboten. Allergische Reaktionen sind nur vereinzelt möglich, treten dann aber als schwere systemische Reaktion auf.

Der Pekannussbaum gehört zur Familie der Walnussgewächse (Juglandaceae) und ist in Nordamerika beheimatet. Diese Nüsse haben eine glatte braune dünne Schale. Ihre Form ist länglich und die Schale lässt sich leicht knacken. Der Kern ist walnussartig, aber lieblicher im Geschmack. Pekannüsse werden in der Schale, aber auch als Kerne oder in Stücken im Handel angeboten. Als Knabberartikel werden sie gezuckert oder gesalzen. Pekannüsse können sich aber auch als Zutat für Süß- und Backwaren sowie in Eiscreme befinden. Allergische Reaktionen auf Pekannüsse gehen meist mit schwersten Kreislaufreaktionen einher.

Pistazien: Die haselnussgroßen Kerne einer Pistazie sind von einer dünnen Schale umgeben. Sie werden gesalzen, geröstet, roh – mit oder ohne Schale – gehackt oder gemahlen angeboten. Ihre leuchtend grüne Farbe lädt zu Garnierungszwecken ein. Und so werden sie in Wurst und Fleischpasteten verwendet – genauso häufig aber auch als Deko in Süßspeisen, Feinbackwaren, Pralinen oder für die Eiszubereitung eingesetzt. Die Pistazie zeigt eine allergische Reaktionsverwandtschaft zu den Cashewnüssen und Mangofrüchten.

Walnüsse sind bis zur Reife von einem stark gerbsäurehaltigen grünen Fruchtfleisch umgeben, das nach der Ernte entfernt wird. In Europa und in Amerika werden Walnüsse pur als Kerne (mit und ohne Schale) angeboten und für Müslis, Snacks oder Studentenfutter verwendet. Des Weiteren werden sie zu Eiscreme, Kuchen, Pralinen und Füllungen verarbeitet. Man gibt sie in Salate und Saucen, reicht sie zu Käse oder überzieht sie mit Schokolade. Kalt gepresstes Walnussöl wird in der vegetarischen Küche häufig verwendet.

Eine besondere Spezialität sind die in Deutschland, Italien und Frankreich angebotenen Schälnüsse. Schälnüsse sind frisch geerntete Walnüsse, die nicht getrocknet wurden. Zum Verzehr knackt man die Nüsse und zieht die Samenhaut von dem noch weichen Kern ab. Eine weitere Varietät sind Grenobles, eine spezielle Walnusssorte aus Frankreich, die auch unter diesem Namen verkauft werden. Weniger bekannt ist die in Nordamerika heimische Schwarznuss (Juglans nigra, Black Walnut). Die Früchte gleichen der europäischen Walnuss, jedoch ist ihre Schale und die Samenschale fast schwarz. Sie wird hauptsächlich zum Garnieren verwendet. Bei einer isolierten allergischen Reaktion auf Walnuss sind gleichzeitige Pollensensibilisierungen selten.

Was Ihr Immunsystem ärgert

Eine Allergie auf Nüsse, insbesondere auf Haselnüsse, kann aufgrund einer Kreuzreaktion zu Birkenpollen auftreten. Gerade während der Pollenflugzeit der Frühblüher (Birke, Erle, Hasel) müssen Nussallergiker daher besondere Vorsicht bei der Speisenauswahl walten lassen. Denn Nussallergien können heftig verlaufen und durch weitere Einflussfaktoren wie beispielsweise Pollenflug möglicherweise noch gesteigert werden.

Daher steht – unabhängig von der Ihnen bekannten Schwere der allergischen Reaktion – sicherheitshalber der vollständige Verzicht der verdächtigen Nuss im Vordergrund beim täglichen Einkauf. Eine Gruppenallergie zwischen Nüssen und anderen Vertretern ist vor allem zwischen der Haselnuss und der Walnuss bekannt. Bei einer vorliegenden Allergie auf Hasel- und/oder Walnuss ist aufgrund der unterschiedlichen Allergenstruktur teilweise der problemlose Verzehr von Cashewnüssen und Pistazien möglich. Dies sollte durch ärztliche Diagnostik ermittelt werden.

Durch Kochen unschädlich gemacht?

Die allergene Potenz von Nüssen und nusshaltigen Erzeugnissen wird durch die Temperatur, Sauerstoff oder andere Verarbeitungsmechanismen nur bedingt verringert. Es gibt Nussallergiker, die Nüsse im Kuchen oder in einer Nuss-Nougat-Creme vertragen. Andererseits gibt es aber auch allergene Bestandteile der Nuss, die sich unter Hitzeeinwirkung sogar noch verstärken. Eine verlässliche Aussage über die Verträglichkeit nach Hitzebehandlung ist nicht abschließend zu geben. Lediglich die Mandel nimmt aufgrund ihrer botanischen Herkunft eine Sonderposition ein:

NÜSSE

Als Steinfrucht (ähnlich wie Pfirsich und Nektarine) sind die allergenen Bestandteile der Mandel hitzeempfindlich. Die Verwendung von erhitzten Mandeln und Mandelprodukten ist oft möglich. Die Verwendung von kalt gepresstem Nussöl sollte von allen Nussallergikern vermieden werden.

Wo ist Ihr Allergen enthalten?

Nüsse kommen in unterschiedlichen Varianten auf den Markt: Sie können in geschältem oder ungeschältem Zustand Verwendung finden, sie können als ganze Nüsse, Nusshälften oder in gemahlener Form verarbeitet werden. Es gibt sie gestiftet, gehackt oder als Blätter zu kaufen. Der Verarbeitungsvielfalt sind keine Grenzen gesetzt. Bekannt ist die Verwendung von Nussmehlen in Kleingebäck – vor allem in der Weihnachtsbäckerei. Generell ist aber auch mit der Verwendung von Nüssen in Müslimischungen, Kleingebäck, Kuchen und in Brot oder Brötchen – besonders in Vollkorn- oder Schrotvarianten zu rechnen.

Auffallend häufig findet man ihre Verwendung in Schokolade und Pralinen. Auch die beliebten Schokoladencremes bzw. Nuss-Nougat-Cremes als Brotaufstrich enthalten nicht unwesentliche Mengen an Nüssen. Die Verwendung von Nüssen und gemahlenen Nussmehlen in Müslimischungen oder Brotwaren stellt zurzeit die häufigste Gefahrenquelle für den Nussallergiker dar. Eine potenzielle Risikoquelle – die aber einzuschätzen ist – sind fremdländische Gemüsezubereitungen oder Saucen.

Eine mögliche Fehlerquelle kann bei dem Genuss von Mandeln auftreten: werden sie nur unzureichend erhitzt (z.B. rohe blättrige Mandeln als Garnierung bei Tiefkühltorten) können sie – je nach Ihrer individuellen Reaktionslage – zu einer allergischen Reaktion führen.

Der tägliche Einkauf

Für Sie als Nussallergiker besteht das Hauptproblem vor allem in dem Ersatz bzw. dem Vermeiden der attraktiven nusshaltigen Schokoladenangebote am Markt und den nusshaltigen Getreidemüslimischungen. Gerade aber für Pollenallergiker mit einer Kreuzreaktion zu Nüssen ist der tägliche Einkauf von verpackten Produkten in Lebensmittelketten, Supermärkten und Discountern durch die neue Kennzeichnungsverordnung leichter geworden. So können Sie mit Genuss und Sicherheit auf ein vielfältiges Angebot nussfreier verpackter Ware zugreifen. Getreu dem Motto: »Wenn Nuss nicht draufsteht, ist es auch nicht drin«. Dies gilt für alle verpackten Lebensmittel – unabhängig davon, ob Sie ein Fertigmüsli, einen Müsliriegel oder eine Schokolade kaufen möchten. Viele Hersteller sind mittlerweile bemüht, auch nussfreie Alternativen in ihrem Sortiment anbieten zu können. Herstellerhotlines, Homepages und jedem zugängliche Zutatenlisten können da große Einkaufssicherheit verschaffen. Selbst bei der Schokolade gibt es mittlerweile ein – im Vergleich zu vor drei Jahren – umfangreiches nussfreies Sortiment. Problematisch ist und bleibt der Einkauf von nicht verpackter Ware. Hier gilt nach wie vor für den Nussallergiker: »Vorsicht ist die Mutter der Porzellankiste«. Gerade während der Pollenflugzeit sollten Sie auf eindeutige und verantwortungsvolle Aussagen der Anbieter und Hersteller großen Wert legen. Im Zweifel ist ein Verzicht die sicherere Alternative.

Allergenfreie Alternativen

Aufgrund der Schwere der möglichen allergischen Reaktionen auf Nüsse ist eine eindeutige Diagnose von einem allergologisch versierten Arzt Voraussetzung für einen möglichen Nussersatz. Inwieweit z. B. Cashewnüsse, Pistazien oder Pinienkerne verträglich sind, muss – unter ärztlicher Begleitung – individuell abgeklärt werden. Verlässliche Aussagen sind hier in diesem Buch nicht möglich. Aufgrund der Lebensmittelvielfalt ist es gar nicht so schwer, Nuss und nusshaltige Erzeugnisse in der täglichen Küche zu ersetzen. Ein Mangel an Nährstoffen ist bei einem vollständigen Nussverzicht nicht zu erwarten. Bei Vegetariern können Nüsse zwar einen wertvollen Energiebeitrag liefern und sollten daher adäquat ersetzt werden. Aber im Allgemeinen können andere Ölsaaten (Leinsamen, Kürbiskerne, Sonnenblumenkerne) einen vollständigen Ersatz der Nährstoffe (insbesondere Lecithin, fettlösliche Vitamine) liefern.

Rezepte, die mit Nuss oder nusshaltigen Produkten zubereitet werden, können Sie ganz leicht durch die Verwendung dieser genannten anderen Ölsaaten abändern. Handelt es sich um gegarte oder zu erwärmende Speisen, ist die einfachste Variante Mandeln als Ersatz zu verwenden. Sofern die Mandel ausreichend erwärmt wird, verliert sich in der Regel die allergene Potenz. Da das Marktangebot sehr umfangreich ist, ist Mandel die erste und einfachste Nussersatzvariante. Die vorgegebenen Nussmengen werden im Verhältnis 1:1 ausgetauscht.

Folgende andere Nussersatzmöglichkeiten bieten sich an:

Kokosnuss: Diese Frucht bietet durch ihre bereits am Markt vorhandene Verarbeitungsvielfalt ebenfalls eine ganz einfache Möglichkeit, Rezepte umzuarbeiten. Sie wird als ganze Frucht, geraspelt oder in frischen Stücken zerkleinert angeboten. Grobe Gebäcke und Brotrezepte können im Verhältnis 1:1 umgearbeitet werden. Für Kleingebäcke ist es ratsam, die Kokosflocken noch einmal mit einer Kompaktküchenmaschine (mit rotierendem Messer) zu zerkleinern. Eher herzhafte Gerichte bekommen durch die Ver-

REZEPT

Die häufigsten Anwendungsbereiche für Nüsse liegen in der Weihnachtszeit. Um Ihnen eine nussfreie Variante anzubieten, lässt sich neben den oben genannten Möglichkeiten folgendes Weihnachtsgebäck eindeutig nussfrei zubereiten:

Nussfreie Husarentupfen

200 g Butter
100 g Zucker
2 Eigelbe
Mark einer Vanilleschote
300 g Mehl (T 405)
90 g gemahlene Mandeln
(oder Sonnenblumenkerne)
120 g Johannisbeergelee
Puderzucker

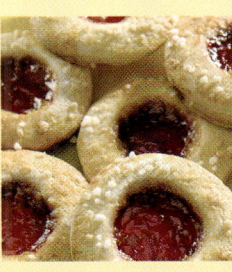

Die Butter mit dem Zucker und den Eigelben schaumig schlagen. Das Mark einer Vanilleschote auskratzen und zur Buttermischung geben. Mehl und Mandeln mit unter den Teig rühren, den Teig zu einer flachen Platte formen und etwa 30 Min. kühl stellen. Der Teig lässt sich dann besser ausrollen. Den Backofen auf 200 Grad (Umluft 170 Grad) vorheizen. Aus dem Teig eine Rolle formen und gleichmäßige Scheiben abschneiden. Jeweils eine Vertiefung in die Mitte drücken und 15 bis 20 Minuten goldgelb backen. In einem Topf das Johannisbeergelee erwärmen und die Vertiefung der Tupfen damit füllen. Die Husarentupfen mit dem Gelee 1 bis 2 Tage trocknen lassen, mit Puderzucker bestäuben, ehe sie in einer gut verschließbaren Dose geschichtet werden können.

NÜSSE

wendung von Kokosflocken anstatt Nüssen einen anderen – aber nicht minder interessanten Geschmack.

Kürbiskerne: Für den Ersatz von Nüssen in Müslimischungen und herzhaften Kleingebäcken eignen sich auch die dunkelgrünen flachen Kürbiskerne. Ihr nussiger Geschmack kommt noch intensiver zum Vorschein, wenn sie in einer Pfanne kurz angeröstet werden. Kürbiskerne sollten Sie immer schalenlos kaufen und können im Verhältnis 1:1 im Rezept ausgetauscht werden.

Sonnenblumenkerne: Eine etwas teure aber geschmacklich am besten geeignete Ersatzvariante ist die Verwendung von Sonnenblumenkernen anstatt Hasel- oder Walnüssen. Die Sonnenblumenkerne sind überwiegend geschält, aber auch ungeschält erhältlich. Um Nussrezepte umzuarbeiten, sollten Sie geschälte Sonnenblumenkerne kaufen. Diese lassen sich in einer Getreidemühle mit einem Stahlmahlwerk problemlos verarbeiten. Auch ernährungsphysiologisch sind die Sonnenblumenkerne eine prima Alternative, da sie mit 524 Kalorien/100 g weniger Kalorien haben als die anderen Nüsse.

Da Nussöle meistens aufgrund ihrer Geschmackvarianten verwendet werden, ist der Ersatz eines Nussöls abhängig von dem Rezept, für das es benutzt werden soll. Meist kann ein gutes kalt gepresstes Kürbiskernöl oder ein reines Traubenkernöl einen vollständigen geschmacklichen Ersatz liefern. Olivenöl oder Rapsöle sind ebenfalls gängige Ersatzmöglichkeiten.

Rundherum sorglos auch außer Haus

Eine Außer-Haus-Verpflegung stellt für jeden Allergiker ein gewisses Wagnis dar: Ein Frühstücksbüfett mit einer großen Müsliauswahl kann ebenso ein Stolperstein für den

Nussallergiker sein wie der harmlos aussehende Makronenkeks, der zu einer Tasse Espresso oder Kaffee serviert wird. Grundsätzlich ist vor allem bei Vollkorngetreidezubereitungen wie Körnerbrot und Gebäck Vorsicht geboten. Übliche Weiß- oder Graubrotmischungen können da eine sichere Alternative sein. Für Müsliliebhaber wäre es ratsamer, nach reinen Getreideflockenmischungen Ausschau zu halten. Bei der Zubereitung von Salatsaucen sollten Sie sich – vor allem bei vegetarisch ausgerichteten Speisekarten – im Zweifel nach dem verwendeten Öl erkundigen. Hier bieten sich meist eher Joghurtsaucen als nussfreie Variante an. Eine nicht unbedeutende Fehlerquelle sind aber leider auch Feinkost-, Rohkost- oder Obstsalate, denen Nüsse manchmal als ernährungsphysiologisch wertvolle Zutat beige-

Hier versteckt sich Ihr Allergen

Dresdner Stollen, Vanillekipferl	Mandel
vegetarische Gerichte indischer Herkunft, chinesische Pfannengerichte, Currymischungen	Cashewnuss
Schokolade, Nougat, Krokant, Schokocreme	Haselnüsse
Waldorfsalat, Sugo di Noci	Walnüsse
American Pie, Fleischfüllungen, Eiscreme	Pecannüsse
orientalische Reisgerichte, Wurstwaren, Fleischpasteten, arabisches, türkisches und griechisches Gebäck, Eiscreme	Pistazien
Baklava	süßer orientalischer Strudel mit Nüssen
Tarator-Sauce	türkische Sauce mit Walnüssen

NÜSSE

mischt werden. Durch die Zubereitungsvielfalt ist das Erkennen von Nussbestandteilen mit dem bloßen Auge schwierig. Auch hier ist das Nachfragen beim Koch die sichere Alternative für einen sorgenfreien Genuss. Bei Dessertbestellungen sollten Sie sich schon im Vorwege über die Nussfreiheit versichern, da Nüsse häufig zu Dekozwecken beigegeben werden. Insbesondere bei sommerlichem Eisgenuss (und dann auch noch zur Pollenflugzeit) sollten Sie besondere Vorsicht walten lassen, da die Beimengungen von Nuss z. B. durch den gleichen Eisportionierer nicht unerheblich sein können.

So klappt's: praktische Alltagstipps

Um den Nüssen sicher aus dem Weg zu gehen, hilft nur der Rückzug auf verpackte Ware oder der Verzehr von frischen unbehandelten Obst- und Gemüsegerichten. Sofern Sie also schnell zwischendurch eine sichere Alternative genießen möchten, ist der Verzehr von frischem Obst aus dem Handel eine – auch nährstoffmäßig – sinnvolle sichere Alternative. Eine nussfreie Ernährung durchzuführen, ist mit der heutigen Kennzeichnung der verpackten Lebensmittel zu Beginn etwas umständlich, aber dann sicher und gut praktizierbar. Eine allergologisch versierte Ernährungsfachkraft unterstützt Sie gerne dabei.

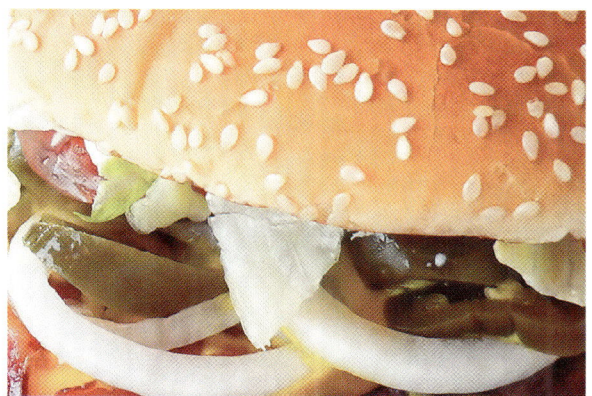

Sesam

Sesamsamen oder Sesamkerne finden aufgrund ihres aromatischen, nussartigen Geschmacks eine breite Anwendung in unseren Speisen. Besonders durch die Zunahme der Naturkost, Bio-Ernährung und dem Trend, fremdländische Speisen anzubieten, will der tägliche Einkauf für den Sesamallergiker gut überlegt sein.

Was Sie wissen sollten

Die Sesamsaat wächst an einer einjährigen 2 Meter hohen tropischen Sesampflanze. Bevor es zur vollständigen Reifung der Sesamsamenkapseln kommt, wird die Pflanze geschnitten und getrocknet. Die herausspringenden etwa 2 Milimeter winzig kleinen Körner sind weiß, beige oder auch schwarz.

SESAM

Was Ihr Immunsystem ärgert

Die Allergie auf Sesam ist meist hochgradig, sodass auch Spuren von sesamhaltigen Erzeugnissen vermieden werden müssen. Insbesondere die Verwendung von gemahlenen Sesamkörnern in Gewürzpasten und fremdländischen Zubereitungen stellt ein großes Gefahrenpotenzial für Sesamallergiker dar.

Durch Kochen unschädlich gemacht?

Die allergene Potenz von Sesam und sesamhaltigen Erzeugnissen wird durch die Verarbeitung nicht verringert. Von daher ist beim Einkauf auf den vollständigen Verzicht auf Sesam und sesamhaltige Produkte zu achten. Auch wenn in Sesamöl nur in sehr geringem Umfang Allergene enthalten sein können, sollte die Verwendung von Sesamöl vor allem bei hochgradigen Sesamallergikern als Vorsichtsmaßnahme vermieden werden. Dies gilt auch für Öle aus kleinen Ölmühlen, in denen verschiedenste – im ungünstigen Fall – eben auch Sesamsaat vermahlen wurde und so Verunreinigungen in einem Nichtsesamöl möglich wären. Kreuzreaktionen zwischen Sesamsaat und Nüssen sind nicht bekannt. Eine allergische Reaktion auf Sesam kommt meist isoliert vor, in Einzelfällen sind Kreuzreaktionen zu Mohn beschrieben.

Wo ist Ihr Allergen enthalten?

Sesamsaat kommt in unterschiedlichen Varianten auf den Markt: geschält oder mit Schale, ganz oder gemahlen. Bekannt ist die Verwendung von geschälten weißen Sesamsaaten vor allem bei Fladenbroten oder in Müsliriegeln. Generell ist mit der Verwendung von Sesam in Brot, Brötchen,

Kuchen, Kleingebäck, Gemüsegerichten und vegetarischen Zubreitungen (fremdländische Fleisch- oder Gemüsespieße) zu rechnen.

Achtung: Die schwarzen Sesamsamen werden aufgrund ihrer seltenen Verwendung häufig als Schwarzkümmelsamen angesehen, da sie diesem Gewürz sehr ähnlich sehen.

Bei unverpackter Ware ist noch keine Kennzeichnung erforderlich. Hier sind Sie als Verbraucher auf die Information, die Ihnen der Verkäufer oder Anbieter der jeweiligen Lebensmittel gibt, angewiesen. Im Zweifel sollten Sie immer noch einmal Rücksprache mit dem Hersteller nehmen.

Der tägliche Einkauf

Der tägliche Einkauf in Lebensmittelketten, Supermärkten und im Discounter ist für den Sesamallergiker mit der neuen Kennzeichnungsverordnung leichter geworden. So können Sie mit Genuss und Sicherheit auf ein vielfältiges Angebot sesamfreier verpackter Ware zugreifen. Getreu dem Motto: »Wenn Sesam nicht draufsteht, ist auch keiner drin«. Dies gilt für alle verpackten Lebensmittel – unabhängig davon, ob Sie ein Fertigmüsli oder Tiefkühlgemüsegericht kaufen möchten oder einen attraktiven Brotaufstrich suchen. Wenn Sie als Sesamallergiker ganz sicher gehen möchten, hat das Selbsteinkaufen, Zubereiten und Kochen die höchste Priorität.

SESAM

Allergenfreie Alternativen

Sesam und sesamhaltige Erzeugnisse in der täglichen Küche zu ersetzen, ist aufgrund der Lebensmittelvielfalt gar nicht so schwer. Nährstoffdefizite müssen Sie nicht fürchten. Rezepte, die mit Sesam oder sesamhaltigen Produkten zubereitet werden, können Sie ganz leicht durch die Verwendung anderer Ölsaaten abändern.

Ähnlich nussig wie Sesam sind zum Beispiel Sonnenblumenkerne, die auch geröstet werden können und dann noch intensiver nach Nuss schmecken. Sonnenblumenkerne werden geschält in vielen Bioecken des Lebensmittelhandels, in Reform- und Naturkostläden angeboten. Tauschen Sie die im Rezept vorgegebene Sesammenge 1:1 gegen Sonnenblumenkerne aus. Ähnliches Vorgehen lässt sich auch bei der Zubereitung von Gewürzmischungen, die ursprünglich Sesam vorsahen (zum Beispiel Gomasio), empfehlen.

REZEPT

Bei Brot ist der Ersatz von Sesam durch die oben angegebenen Varianten nicht schwierig.

Die ursprüngliche japanische Sesamsalzmischung lässt sich wie folgt auch sesamfrei zubereiten:

Sesamfreies Gomasio (500 g)

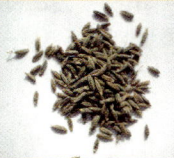

2 EL Sonnenblumenkerne
2 EL Kreuzkümmelsamen
1 EL schwarze Pfefferkörner
500 g Meersalz

Die Sonnenblumenkerne in einer Pfanne ohne Fett goldbraun anrösten. Danach sofort auf einem Teller auskühlen lassen. Zusammen mit den Kreuzkümmelsamen und dem Pfeffer in einem Blitzhacker oder in einem Mörser mit einem Stößel fein zermahlen. Alle Zutaten nun mit dem Meersalz gut vermischen und in einem fest schließenden Gefäß aufbewahren.

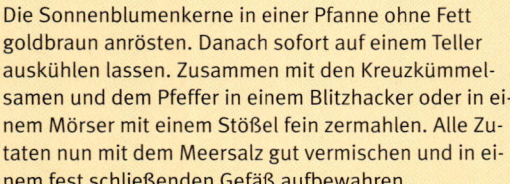

Sollte das Rezept helles Sesamöl vorsehen, können Sie jedes andere Öl dafür verwenden, da die hellen Sesamöle geschmacksneutral sind. Lediglich bei der Verwendung von dunklen Sesamölen, die aus gerösteten Sesamkörnern hergestellt werden, lässt sich kein adäquater Geschmacksersatz finden. Da hilft nur Nachwürzen zum Beispiel mit dunkler Sojasauce.

Rundherum sorglos auch außer Haus

Die größte Unsicherheit besteht für jeden Allergiker im Außer-Haus-Verzehr. Der schnelle Snack in der Mittagspause an einem Kiosk oder Imbiss ist für Sie als Sesamallergiker mit Hindernissen verbunden. Die größte Unsicherheit besteht beim Kauf von nicht verpacktem Brot und Brotwaren. Hier gilt besondere Vorsicht. Durch unbeabsichtigte Verunreinigungen wie beispielsweise Holzregale, Korbwaren, Auslagetheken, Vorbereitungsgeschirre können Sesamkörner auch auf ursprünglich sesamfreien Lebensmitteln haften und somit bei Verzehr dieser Lebensmittel für allergische Reaktionen verantwortlich sein.

Besonders hoch ist die Gefahr bei Vollkornprodukten. Vor Verzehr von Brot und Backwaren sollten diese auf jeden Fall auf anhängende Sesamkörner hin untersucht werden. Dagegen ist der schnelle Obstsnack zwischendurch eher als harmlos einzustufen. Die Auswahl an frischen Obst- und Gemüsegerichten stellt auch auf Autobahnrastplätzen oder Seminartagungsstätten meist kein Problem mehr dar. Die Auswahl eines Restaurantbesuchs wird durch die häufige Verwendung von Sesam gerade in asiatischen bzw. fremdländischen Speisen eingeschränkt.

Daher sind Zubereitungen in zum Beispiel asiatischen, thailändischen, aber auch türkischen Restaurants mit Vor-

SESAM

sicht zu genießen. Als eher ungefährlich – im Sinne der Häufigkeit der absichtlichen Sesamverwendung – kann die deutsche, italienische, osteuropäische bzw. englische Küche eingestuft werden.

Werden Sie im privaten Rahmen von Freunden oder Bekannten eingeladen, sollten Sie auf die Problematik der Sesamverunreinigung vor allem bei Brotprodukten deutlich im Vorwege hinweisen. Bei Bedarf und der Möglichkeit dazu, empfiehlt es sich für den Sesamallergiker immer, die Speisenzubereitung kurz vorher noch einmal durchzusprechen und auf mögliche Fehlerquellen hinzuweisen.

Hier versteckt sich Ihr Allergen:

- Tahin
- Halwa (Halva)
- Gomasio
- Falafel

So klappt's: praktische Alltagstipps

Um den Sesamkörnern sicher aus dem Weg zu gehen, hilft nur der Rückzug auf verpackte Ware oder der Verzehr von frischem unbehandelten Obst oder Gemüse. Dies ist auch hinsichtlich der enthaltenen Nährstoffe eine sinnvolle sichere Alternative.

Sie werden es bemerken: Eine wirklich sesamfreie Kost ist durch die neue Kennzeichnung bei verpackter Ware und nach einer kurzen Umstellungsphase für Sie ohne viel Aufwand möglich.

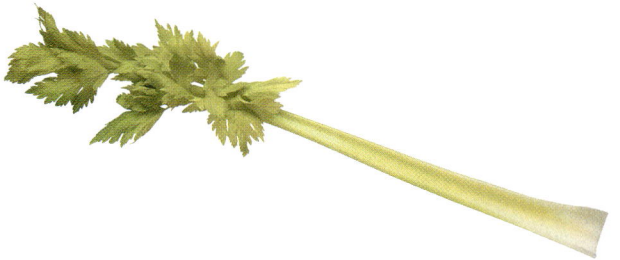

Sellerie

Selbst wenn Sie Sellerie in der eigenen Küche als Gemüse weder roh noch gekocht verwenden, lässt er sich möglicherweise trotzdem in Ihrer Küche finden. Sellerie ist eines der beliebtesten Gewürze der Deutschen und ist deshalb als wichtiger Geschmacksgeber in Mischgewürzen, Brühe und Brühwürfeln, Tütensuppen und -saucen, Fertiggerichten, Dressings, Aufschnitt etc. enthalten.

Was Sie wissen sollten

Sellerie gehört zur Familie der Doldenblütler und besteht aus einer Knolle, Stielen und Blättern. Während beim Knollensellerie die unterirdisch wachsende Knolle charakteristisch und namensgebend ist, sind es beim Staudensellerie (auch Bleichsellerie genannt) die kräftigen Blattstengel. Bleichsellerie wird als Salat oder Rohgemüse angeboten. Er wird meist unter Folien angebaut und zeigt dann weiße, eher zarte längliche Blätter. Sellerie ist aufgrund seines hohen Gehaltes an ätherischen aromatischen Ölen vielseitig in der Verwendung. Stiele und Knollen werden als Gemüse roh oder gekocht verzehrt, die Blätter dienen vorrangig als

SELLERIE

Grundlage für Würzmittel. Als Suppengemüse bezeichnet man die Komposition aus Sellerie (-knolle), Möhren, Lauch und meist Blattpetersilie.

Was Ihr Immunsystem ärgert

Reaktionen auf Sellerie äußern sich meist im Bereich des Kopfes (Lippen- oder Zungenschwellung, Kribbeln, Schluckbeschwerden), können aber auch erst im Magen-Darm-Trakt auftreten oder eine bestehende Neurodermitis verstärken. Sellerie ist dafür bekannt, auch sehr schwerwiegende Reaktionen auszulösen. Häufig treten Reaktionen auf Sellerie als Folge einer Birken- oder Beifußpollenallergie auf. In diesem Fall spricht man von einer pollenassoziierten Nahrungsmittelallergie. Aufgrund der Ähnlichkeit der Allergene von Sellerie und den genannten Pollen reagiert der Körper plötzlich auch auf das Lebensmittel allergisch. Da dies aber von Ihrer individuellen Reaktionslage abhängt und keinesfalls alle sellerieverwandten Gemüse- und Gewürzsorten gemieden werden müssen, sollten Sie sich vertrauensvoll an eine allergologisch versierte Ernährungsfachkraft (Diätassistentin, Oecotrophologin) wenden. Adressen finden Sie im Einleitungskapitel (Seite 15).

Durch Kochen unschädlich gemacht?

Die Allergene von Sellerie sind zum Teil hitzestabil, andere sind hitzeempfindlich. So ist es durchaus möglich, dass Sie Sellerie in gekochter Form (z. B. im Eintopf) vertragen und nur roh (z. B. im Salat) meiden müssen. Doch Vorsicht: Sellerie als Gewürz ist hitzeunempfindlich und kann auch zu Reaktionen führen, wenn Sie gekochten Sellerie vertragen! Sellerieallergiker weisen im Rahmen einer pollenassoziierten Nahrungsmittelallergie (s.o.) oft Kreuzreaktionen zu anderen Gemüsen und Gewürzen, aber auch zu Obst auf (Aufzählung). Auch hier ist die Ähnlichkeit einzelner Allergene dafür verantwortlich, dass plötzlich andere Lebensmittel nicht mehr vertragen werden. Wenn Sie Ihre Selleriallergie als Folge einer länger bestehenden Pollenallergie bekommen haben, sollten Sie auch über andere pollenassoziierte Nahrungsmittel Bescheid wissen. Diese müssen bisher bei Ihnen keine Reaktionen auslösen. Es ist aber möglich, dass sich das Spektrum der unverträglichen Nahrungsmittel bei Ihnen ausweitet. In diesem Zusammenhang wird auch auf die mögliche Kreuzreaktion zu Soja hingewiesen, die ausführlich im Kapitel Soja (Seite 48) beschrieben ist.

Assoziierte Lebensmittel bei Pollenallergie

Birkenpollenallergie:
- Apfel, Pfirsich, Nektarine, Kirsche, Kiwi
- Haselnuss
- Sellerie, Karotte, rohe Kartoffel
- Soja

Beifußpollenallergie:
- Sellerie, Karotte
- Sonnenblumensamen
- Gewürze
- Mango, Weintraube, Litschi

Wo ist Ihr Allergen enthalten?

Als kräftiges Würzmittel ist Sellerie aus der deutschen Küche kaum wegzudenken. Staudensellerie gibt Salaten und Rohkost (z. B. mit Dip) oft eine knackige, saftige und nussige Note. Knollensellerie ist wichtiger Bestandteil von Suppengrün und gehört in jede klassische Brühe. Er ist da-

SELLERIE

her auch ein unverzichtbares Gewürz von Tütensuppen und -saucen sowie Fertiggerichten jeder Art. Er findet sich in Mischgewürzen wieder, vor allem aber in Brühe und Brühwürfeln. Auch in Würzsaucen und Dressings sorgt dieses Gewürz für einen kräftigen Geschmack. Problematisch für Sellerieallergiker ist der meiste Aufschnitt mit Ausnahme weniger Varianten, die als Gewürz ausdrücklich nur Salz erlauben (Seite 87). Da auch in der Gastronomie häufig mit Fertig- und Halbfertigprodukten gekocht wird, ist besonders beim Außer-Haus-Verzehr Vorsicht geboten. Allerdings ist durch die neue Kennzeichnungspflicht am Markt sehr deutlich ein größer werdendes Angebot an selleriefreien Produkten spürbar.

Der tägliche Einkauf

Sellerie als Gemüse zu meiden, ist in der Regel nicht weiter schwierig. Evtl. müssen Sie ihn auch nicht komplett von Ihrer Einkaufsliste streichen, wenn Sie ihn z. B. in einer Suppe, also gekocht, vertragen. Vorsicht ist geboten bei Feinkostsalaten (z. B. Waldorfsalat), die Sellerie in schwer identifizierbarer Form enthalten. Das Gewürz Sellerie ist bei einer kompletten Meidung und beim Einkauf allergenfreier Produkte das größte Problem. Grundsätzlich können Sie in allen würzig schmeckenden Produkten Sellerie vermuten. Oberste Regel für alle Nahrungsmittelallergiker sollte sein, bei verpackten Produkten grundsätzlich die Zutatenliste zu studieren. Da Sellerie als Zutat deklariert sein muss (Seite 11), lassen sich auf diese Weise die meisten selleriehaltigen Nahrungsmittel zweifelsfrei identifizieren. Auch der freiwillige Zusatz der Hersteller, der auf mögliche Spuren hinweist, kann Ihnen helfen auszuwählen, ob ein Produkt für Sie geeignet ist oder nicht. Was aber, wenn Sie lose Ware kaufen? In diesem Fall ist es entscheidend, ob Sie den Aussagen des Anbieters vertrauen. Fragen Sie auf jeden Fall nach, ob Sellerie (auch als Gewürz!) enthalten ist, machen Sie Ihre Kaufentscheidung davon abhängig, wie vertrauenswürdig Ihnen die Antwort des Anbieters erscheint. Die beste Meidungsstrategie liegt sicher in der Selbstzubereitung der Speisen aus frischen, unverarbeiteten Nahrungsmitteln. Selbstverständlich können Sie dabei auch selleriefreie verpackte Produkte einsetzen.

REZEPT

Sellerie setzen Sie vermutlich in erster Linie bei Suppen und Eintöpfen ein, aber auch Salate wie der klassische Waldorfsalat haben Sellerie als Grundlage. In der englischen Küche lässt sich eine Alternative finden.

Coleslaw (6 Personen)

350 g Weißkohl
225 g Möhren
1 kl. Schalotte
1 Ei
$\frac{1}{2}$ TL Salz
$\frac{1}{2}$ TL Senf
2 TL Weinessig
300 ml Sonnenblumen- oder Rapsöl

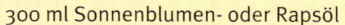

Den Weißkohl und die Möhren raspeln, die Zwiebel in feine Würfel schneiden und alles in einer Schüssel gut mischen. Eine Mayonnaise aus dem Ei, den Gewürzen, Essig und Öl herstellen: Alle Zutaten außer dem Öl in einen Mixer geben und gut verquirlen. Bei laufendem Mixer das Öl ganz langsam zulaufen lassen, bis die Mayonnaise dick ist. Gemüse und Mayonnaise vermischen und durchziehen lassen.

SELLERIE

Allergenfreie Alternativen

Das Gemüse Sellerie (Knolle, Stiele) lässt sich durch andere Gemüsesorten austauschen. In Suppen und Eintöpfen kann die Verwendung von Petersilienwurzel zu einem ähnlich würzigen Geschmack beitragen, wenn auch gekochter Knollensellerie nicht vertragen wird. In Rohkostsalaten eignen sich andere knackige Gemüse wie Möhren, Kohlrabi, Paprika etc. Der würzige Geschmack der Sellerieblätter in Brühen, Fertiggerichten, Mischgewürzen ist dagegen nicht leicht zu ersetzen. In der Industrie wird seit der Deklarierungspflicht für Sellerie häufig auf Liebstöckel, Zwiebelgewächse und Kräuter zurückgegriffen. Im Haushalt bieten Würzsaucen auf Liebstöckelbasis, selleriefreie Brühen und der Einsatz vieler frischer Kräuter eine Alternative.

Müssen im Rahmen einer pollenassoziierten Nahrungsmittelallergie noch andere Gemüse, Kräuter und Gewürze oder Obstsorten gemieden werden, sollte eine ausgewogene und bedarfsdeckende Ernährung durch eine allergologisch ausgerichtete Ernährungsfachkraft überprüft werden.

Rundherum sorglos auch außer Haus

Durch den verbreiteten Einsatz von Sellerie als Gewürz, ist Sellerie beim Außer-Haus-Verzehr kaum zu meiden. Weder in der Kantine oder im Restaurant noch als Take-away noch beim Essen bei Freunden oder Bekannten können Sie davon ausgehen, dass das Essen selleriefrei ist. Verlassen Sie sich auf derartige Beteuerungen nur, wenn Ihnen die Auskunft gebende Person absolut vertrauenswürdig erscheint. Wenn Sie unterwegs etwas zu essen kaufen möchten, sollten Sie auf Produkte zurückgreifen, die Sie anhand der Zutatenliste auf Selleriefreiheit überprüfen können, oder auf solche, die

Sellerie nicht beinhalten (ungewürzte oder süß abge-
schmeckte Milchprodukte sowie Hartkäse ohne Kräuter
und Gewürze), Brot (außer gewürzte Brotspezialitäten),
ausschließlich mit Salz gewürzte Fleisch- und Fischwaren
bzw. Aufschnitt (z. B. Parmaschinken) und natürlich frisches
Obst und Gemüse.

Hier versteckt sich Ihr Allergen

▪ Waldorfsalat, Feinkostsalate (Fisch, Fleisch, Gemüse)
▪ Suppen, Eintöpfe und Saucen nach Hausrezept gekocht
▪ Gemüsesticks mit Dip
▪ Frischwurstaufschnitt

So klappt's: praktische Alltagstipps

Eine entscheidende Rolle spielt jetzt das Kochen und
Selbstzubereiten von Speisen.

Ran an den Herd: Wenn Sie nicht kochen können, wird es
höchste Zeit, sich für einen Kochkurs anzumelden oder ein
gutes Grundlagenkochbuch zu kaufen. Nur die Selbstzubereitung mit auf Sellerie kontrollierten Zutaten schafft Sicherheit.

Sicherheit: Haben Sie schon Ihre Lebensmittelvorräte, insbesondere Halbfertig- und Fertigprodukte sowie Mischge-
würze (auch Currypulver) und Brühwürfel auf einen möglichen Zusatz von Sellerie hin überprüft?

Sie werden feststellen, dass eine selleriefreie Ernährung gut
praktizierbar ist. Lassen Sie sich von einer allergologisch
versierten Ernährungsfachkraft unterstützen.

SELLERIE

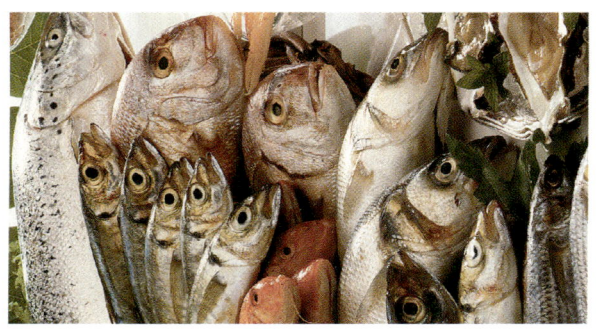

Fisch

Speisefische stammen aus Flüssen, Seen und aus dem Meer. Neben Erdnüssen, Rohgemüse und Hühnerei gehören Fische zu den häufigsten Auslösern für heftige allergische Reaktionen.

Was Sie wissen sollten

Fische werden üblicherweise nach See- und Süßwasserherkunft unterschieden:

Bekannte Süßwasserfische:

- Aal
- Barsch
- Forelle
- Hecht
- Karpfen
- Lachs
- Lachsforelle
- Saibling
- Schlei
- Stint
- Weißfische:
  (Plötze, Rotfeder,
  Brasse, Karausche)
- Zander

Bekannte Salzwasserfische/
Seefische:

- Flunder
- Hai
- Heilbutt (weiß & schwarz)
- Hering
- Kabeljau
- Lengfisch
- Limandes
- Makrele
- Merlan (Wittling)
- Rotbarsch (Goldbarsch)
- Rotzunge
- Sardine
- Schellfisch
- Scholle
- Seehecht
- Seelachs
- Seezunge
- Sprotte
- Steinbeißer
- Steinbutt
- Thunfisch

Auf die sechs Arten: Hering, Seelachs, Rotbarsch, Makrele, Seehecht und Forelle entfallen in Deutschland etwa 75 Prozent des Konsums.

Was Ihr Immunsystem ärgert

Die bisher bekannten Allergene im Fisch sind verschiedenen Ursprungs. Salzwasserfische verursachen häufiger eine Allergie als Süßwasserfische. Trotzdem ist aufgrund der Aggressivität der Fischallergene meist ein vollständiger Fischverzicht empfehlenswert. Da selbst Kochdämpfe bei entsprechend empfindlichen Patienten schwerste allergische Reaktionen auslösen können, wird meist eine komplette Meidung aller Fischsorten ausgesprochen. Das Vorkommen einer Fischallergie ist bei Kindern und Erwachsenen gleich wahrscheinlich. Sie bleibt fast immer ein Leben lang bestehen. Daher ist eine umfassende Aufklärung über die Konsequenz einer bestehenden Fischallergie von großer Bedeutung.

FISCH

Durch Kochen unschädlich gemacht?

Fischallergene sind hitzestabil! Weder beim Kochen, Räuchern oder einem anderen Garprozess verliert das Allergen seine allergene Potenz. Somit wird bei einer Fischallergie weder roher, noch gebratener oder gekochter Fisch vertragen. Innerhalb der Fische sind in sehr unterschiedlichem Maße Kreuzreaktionen möglich! So reagieren zum Beispiel rund 85 Prozent der kabeljaupositiven Kinder auf mindestens eine andere Fischart. Aus diesem Grund wird Fischallergikern meist ein komplette Fischmeidung nahegelegt (s. o.).

Wo ist Ihr Allergen enthalten?

In den meisten Lebensmittelläden, Supermärkten oder Restaurants werden Fischgerichte in unterschiedlichster Zubereitung angeboten. Unverarbeiteter Fisch kommt tiefgefroren und frisch, im Ganzen oder in Teilstücken in den Handel. Fisch wird in breiter Verarbeitungsvarietät angeboten: als Brat- oder Kochfischwaren, getrocknete Fischprodukte (z. B. Stockfisch) oder als Räucherprodukt, als Kochfisch oder in Form von marinierten Fischwaren. Nicht immer ist es klar zu erkennen, dass Fisch mit auf der Zutatenliste steht. In Zeiten wirtschaftlicher Marktöffnung, immer neuen Lebensmittelprodukten, Feinkostzubereitungen und Sushi-Gerichten in Hülle und Fülle gilt für die Fischallergiker besondere Vorsicht. Daher ist das genaue Rückversichern über die Zutaten bzw. Zubereitung von größter Wichtigkeit. Immer wieder führt die Diskussion über Carrageen, einem Verdickungsmittel aus Algen, und dessen möglicher Allergenität für Fischallergiker zu Unsicherheiten. Momentan lässt sich aus der Datenlage ableiten, dass ein Verzehr als eher ungefährlich einzustufen ist.

Der tägliche Einkauf

Den Lebensmittelherstellern für Fertiggerichte ist die Brisanz der Fischallergie bewusst. Durch die ausführliche Deklaration lassen sich auch für Nichtköche heute problemlos fischfreie vorgefertigte Waren finden. Im Zweifel informieren auch Herstellerhotlines über »fischfreie« Zubereitungen. Selbst der Verzehr von Tiefkühl-Mehrfachkomponenten als Mittagsmenüs ist heute problemlos auch für den Fischallergiker möglich. Beim Gang entlang der Lebensmittelregale oder beim Blick in die Tiefkühltheken lässt sich heute aufgrund der neuen Kennzeichnung schnell Sicherheit für den täglichen Speisezettel bringen.

Feinkostsalate stellen eine mögliche versteckte Allergenquelle für Fischallergiker dar und auch bei der Verwendung von Fonds oder asiatischen Saucen ist Vorsicht angebracht. Hier empfiehlt sich sicherheitshalber immer der Einkauf von verpackter und damit ausreichend deklarierter Ware.

Allergenfreie Alternativen

Wer ganz auf Fisch und Fischprodukte verzichten muss, sollte sich seine Bedarfsdeckung von einer allergologisch versierten Ernährungsfachkraft (Adressen Seite 15) insbesondere bezüglich seiner Vitamin D-, Jod- und Fluorzufuhr kritisch überprüfen lassen.

Das ernährungsphysiologisch so wertvolle Fischeiweiß muss von anderen Lebensmittelkomponenten adäquat ersetzt werden. Dann ist ein Nährstoffdefizit aufgrund der Fischallergie nicht zu befürchten. Rezeptänderungen sind meist nur durch den vollständigen Ersatz der angegebenen Fischmengen, z. B. durch Geflügel- oder Kalbfleisch, möglich. Die meisten anderen tierischen Eiweißquellen geben

FISCH

REZEPT

Am besten lassen sich Fischrezepte durch den Einsatz von Geflügelfleisch umarbeiten.

Fischfreie Paella

2 Zwiebeln
je 1 gelbe und grüne Paprikaschote
3 Knoblauchzehen
4 Tomaten
Olivenöl
300 g Reis
600 g Hühnerfilet
1 l Fleischbrühe
1 $\frac{1}{2}$ Messerspitzen Safran
200 g TK-Erbsen
$\frac{1}{8}$ l trockener Weißwein
Pfeffer, Salz
10 grüne Oliven

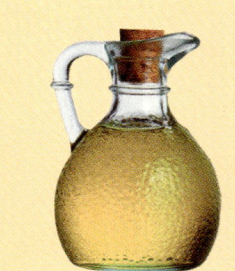

Zwiebeln und Paprika putzen und in Würfel schneiden. Den Knoblauch putzen und fein würfeln. Die Tomaten waschen, putzen und das Kerngehäuse heraustrennen, ebenfalls in mundgerechte Stücke schneiden. In einer Pfanne etwas Olivenöl erhitzen und die Zwiebeln, Knoblauch zusammen mit dem Reis unter Rühren glasig werden lassen.

Das Hühnerfilet trockentupfen, in mundgerechte Würfel schneiden und zusammen mit der Reismischung in der Pfanne scharf anbraten. Die gewürfelten Paprikaschoten, Tomaten und die Erbsen hinzufügen. Das Gericht mit der heißen Fleischbrühe aufgießen, mit etwas Safran, Pfeffer, Salz und dem Weißwein abschmecken. Die Oliven halbieren und zum Schluss mit an das Gericht geben.

durch ihren ganz anderen Eigengeschmack den Rezepten oft eine ganz andere Note. Sollten Sie als Fischallergiker selbst kochen, ist nur die wirklich vollkommen fischFREIE Zubereitung sicher.

Rundherum sorglos auch außer Haus

Hochgradige Fischallergiker sollten Restaurants, in denen Fisch serviert wird, grundsätzlich lieber meiden. Es ist zu befürchten, dass ihr fischfreies Gericht im Verlauf des Vorbereitungs- und Garprozesses doch einmal unbeabsichtigten Kontakt mit einem Fisch hatte. Zudem stellt der intensive Fischgeruch (Kochdünste) eine potenzielle Gefahrenquelle – je nach individueller Reaktionslage – dar. Frühstückvarianten sind, außer einem Katerfrühstück und sofern Sie Lachsplatten und Feinkostsalate unberührt stehen lassen, meist problemlos fischfrei möglich. Bei einer Außer-Haus-Verpflegung über Mittagstische und Abendessen sollte immer ein kritischer Blick bzw. eine kritische Nachfrage über die Zubereitung an erster Stelle stehen.

Sollten Sie als Fischallergiker von Freunden bekocht werden, ist es wichtig, dass Sie ausdrücklich darauf hinweisen, dass nur die wirklich ganz fischFREIE Zubereitung für Sie sicher ist. Im küchentechnischen Ablauf ist es nur äußerst schwer bzw. gar nicht möglich, fischfrei für eine Person zu kochen, wenn gleichzeitig fischhaltige Speisen für andere Personen auf den Tisch kommen sollen.

FISCH

Hier versteckt sich Ihr Allergen

Gericht	Mögliche Verwendung
Surimi	fleischfreie Hot Dogs, Saucen
Fischölkapseln	
Lebertran	
frittierte Lebens-mittel	bei Mehrfachverwendung des Fettes
Squid Brand	asiatische Fischsaucen
Paella	urspr. Reis-Schalentiergericht, häufig aber auch mit Fisch
Vitello tonnato	Kalbfleischscheiben mit Thun-fisch-Sardellensauce
Appetitsild	Anchosenerzeugnisse (Sprotten)
Anchovis	Sardellen
Blaufelchen/Felchen/ Renke	Fisch in mitteleuropäischen Seen
Gabelbissen	Heringshappen von Anchosen in Gewürzsauce
Salm, Salmon	Lachs
Pilchard	Heringsfisch
Schillerlocken	Bauchlappen des Dornhais
Sprotte	Breitling, kleiner Heringsfisch

So klappt's: praktische Alltagstipps

Hunger zwischendurch: Der Einkauf an der Obst-, Gemüse-oder Bäckertheke ist meist problemlos möglich. Und so kann der größte Hunger zwischendurch über solche kalten Mahlzeiten gestillt werden.

Ein fischfreies Frühstück ist keine Zauberkunst und stellt somit eine sichere solide Grundlage für den Fischallergiker dar. Als Belag sollten Sie nach Marmelade, Rübensirup, Käse oder Wurst Ausschau halten. Ebenso kann ein Müsli aus Getreideflocken und Obst ohne Zweifel genossen werden. Fertig-Müsli-Mischungen oder Müsliriegel sind eine entsprechende Pausenvariante.

Vorsicht Feinkostsalate: Möchten Sie auf Brötchen mit Feinkostsalaten zurückgreifen, empfiehlt sich die kritische Nachfrage. Sicherheitshalber sollte von unverpackten Feinkostsalaten (z. B. Thunfischsalat) Abstand genommen werden.

Eine Fischallergie trifft Sie möglicherweise hart, da es vor allem bei der Außer-Haus-Verpflegung zu einer erheblichen Umorientierung kommen muss. Nach einer kurzen Umstellungsphase werden Sie aber feststellen, dass eine fischfreie Ernährung gut praktizierbar und meist auch problemlos möglich ist. Sofern Sie auf Ihre Vitamin-D-, Jod- und Fluor-Zufuhr achten, sind durch den Verzicht auf Fisch keine Nährstoffdefizite zu erwarten. Eine allergologisch versierte Ernährungsfachkraft hilft Ihnen gerne bei der praktischen Umsetzung.

FISCH

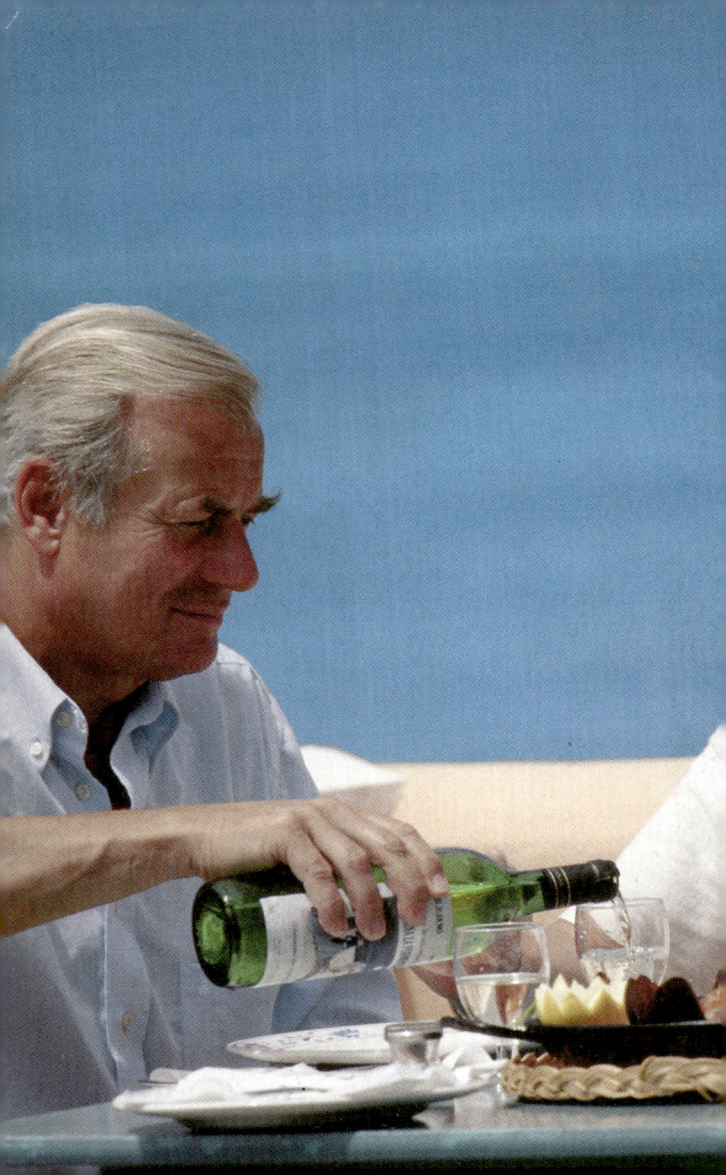

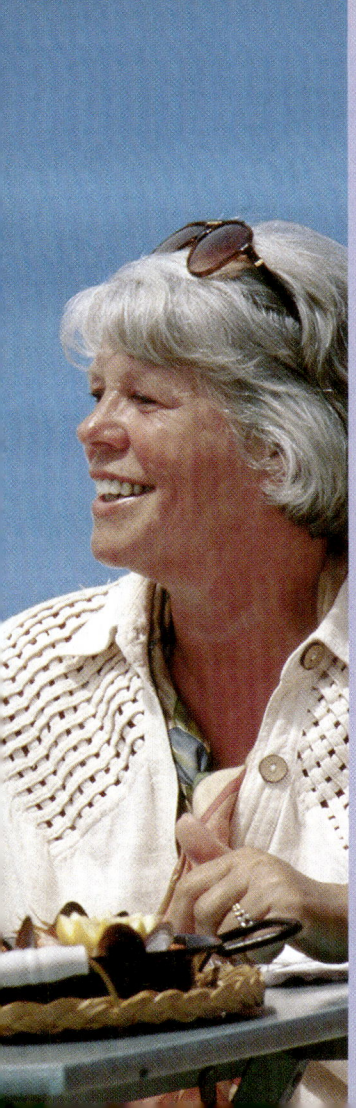

Auf Reisen – im Urlaub

Neben der üblichen Urlaubsplanung sollten Sie sich als Nahrungsmittelallergiker auch mit einer Reisevorbereitung hinsichtlich Ihres Allergiemanagements im Urlaub befassen: Wie isst man in Ihrem Reiseland? Wie verdeutliche ich, dass ich bestimmte Dinge nicht essen darf? Bin ich für den Notfall gewappnet? Dies sind nur einige der zu klärenden Fragen, wenn eine Reise ansteht.

Gut planen und vorab informieren

Andere Trink- und Essgewohnheiten im ersehnten Urlaubsland bescheren Allergikern schon im Vorwege der Abreise manchmal unruhige Stunden. Daher ist eine gute Vorbereitung besonders wichtig. Verreisen fängt für die Allergiker schon zu Hause an. Gehen Sie mit einer strategischen Grundplanung an Ihren Urlaub: Sorgen Sie dafür, dass Sie schon im Vorfeld mögliche Probleme rund um Ihr Allergen vermeiden. Rufen Sie im Zweifel vorher in Ihrem Hotel an oder delegieren Sie dies auch an Ihr Reisebüro. Fragen Sie nach, ob man sich vor Ort auf Ihre spezielle Ernährung einstellen kann. All diese gründlichen Planungsschritte VOR Ihrem Urlaub werden Ihnen helfen, den Urlaub dann auch rundherum genießen zu können.

Neben der Standardallergikerausrüstung (Antihistaminika) sollten die Notfallmedikamente ganz oben auf Ihrer Packliste stehen. Je nachdem, was Ihnen Ihr Arzt für den Notfall verschrieben hat, sollten Sie diese Medikamente sorgfältig auf Verfallsdatum etc. kontrollieren. Zusätzlich stellen Sie – falls Sie täglich Medikamente einnehmen (z. B. Asthmasprays) – alles bereit. Kontrollieren Sie den Inhalt Ihrer Medikamente auf Vollständigkeit bzw. ausreichende Menge pro Urlaubstage. Diese Medikamente gehören in Ihr Handgepäck. So sind Sie im Zweifel auch für den Ernstfall gerüstet, falls Ihr Gepäck nicht den gleichen Ankunftsort wie Sie erreichen sollte. Aufgrund der neuen Bestimmungen für das Handgepäck denken Sie bitte an eine Notwendigkeitsbescheinigung.

▮ Standardmedikation
  – Verfallsdatum überprüft?
  – Menge in ausreichender Dosierung vorhanden?
  – Besondere Vorkehrungen einzuhalten (kühlen?)
▮ Notfallmedikation
  – Verfallsdatum überprüft?
  – Menge in ausreichender Dosierung vorhanden?
  – Besondere Vorkehrungen einzuhalten (kühlen?)

Wie heißt das Allergen?

Dank der Änderung der Europäischen Kennzeichnungs-
richtlinie können Sie zumindest in den Mitgliedsländern
der Europäischen Union mit einer einheitlichen Deklaration
der wichtigsten Auslöser von Nahrungsmittelallergien
rechnen. Bitte bedenken Sie, dass die Schweiz und Norwe-
gen sowie viele osteuropäische Länder nicht zur EU
gehören. Hier ist die Allergen-Deklaration nicht einheitlich
geregelt. Die Schweizer Kennzeichnung ähnelt der EU-Ver-
ordnung in weiten Teilen, ist aber nicht identisch. Die in
diesem Einkaufsführer beschriebenen Allergene müssen
auch in der Schweiz deklariert sein. Dort sind sogar (her-
stellungsbedingte) Kontaminationen ab einer Grenze von
1 g pro kg deklarierungspflichtig. Die Übersetzung der in
diesem Buch beschriebenen Allergene, erfolgt auf den folgenden Seiten in Tabellenform, geordnet nach verschiedenen Sprachen.

Sprachhilfe für das Ausland

Gerade, wenn Sie die Landessprache nicht oder nur lücken-
haft beherrschen, ist es vorteilhaft, wichtige Sätze wie »Ich
bin allergisch gegen Allergen X.«, »Ich vertrage Allergen Y
auch in kleinsten Spuren nicht« etc. in Schriftform bei sich
zu tragen. Diese und andere Hilfen finden Sie auf den folgenden Seiten. Wir haben ganz bewusst darauf verzichtet,
die Sätze in Lautschrift aufzuführen. Hier stecken zu viele
Fehlerquellen, wenn man die Landessprache nicht be-
herrscht. Kopieren Sie am besten die entsprechende Seite
aus dem Ratgeber und zeigen Sie sie bei der Bestellung im
Restaurant.

Ein kurzer Blick in die Speisekarte

Jedes Land hat seine Spezialitäten, die man als Urlauber
gern probiert. Doch wie sieht es mit dem Allergenvorkom-
men in diesen Gerichten aus? Der kurze Blick in die Speise-
karte soll Ihnen helfen, landestypische Gerichte nach ihrem
Allergengehalt einzuordnen. Aber Vorsicht! Selbst wenn Sie
bei Ihrem Allergen kein Kreuzchen finden, heißt das nicht,
dass Sie dieses Gericht unbesorgt essen können. Sie sollten
sich trotzdem immer noch mal vergewissern, dass Ihr Gericht der Wahl Ihren individuellen Auslöser definitiv nicht
enthält.

Zeichenerklärung (gilt für alle Tabellen)
F = Fisch, EN = Erdnuss, KM = Kuhmilch, N = Nuss, Ses =
Sesam, Sel = Sellerie, So = Soja, W = Weizen
Die Kreuzchen bei den Allergenen geben nur einen Hin-
weis auf ein wahrscheinliches Vorkommen. Ein fehlendes
Kreuz bedeutet keine definitive Allergenfreiheit.

Dänisch

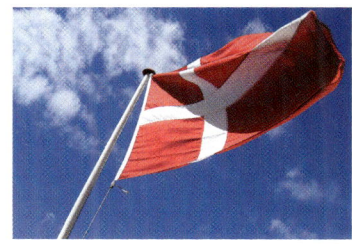

Wie heißt's auf Dänisch?

Erdnuss	Jordnødder	Sesam	Sesamfrø
Fisch	Fisk	Sellerie	Selleri
Hühnerei	Æg	Soja	Soja
Kuhmilch	Mælk	Weizen	Hvede
Nüsse	Nødder		

Hilfe für das Ausland

Enthält dieses Essen ...?	indeholder denne vare ...?
Sind auch Spuren von ... ausgeschlossen?	kan også spor af ... udelukkes?
Ich bin allergisch gegen ...	jeg er allergisk overfor

Ein kurzer Blick in die Speisekarte

Spezialitäten		Ei	F	EN	KM	N	Ses	Sel	So	W
Blødkogt æg	Weiches Ei	x								
Fiskeboller	Dänisches Nationalgericht mit gewürfeltem Fischfleisch		x							
Fiskefrikadekller	Fischpastetenteller		x							
Krydder	Speziell gebackenes kleines Brötchenteil									x
Ladkage	Dicker Kuchen mit Creme				x					x
Ost	Käse				x					
Røræg	Rührei	x				x				
Speijæg	Spiegelei	x								
Sol over Gudhjem	Hering mit rohem Eigelb	x	x							
Smørrebrød	Butterbrot mit Fisch, Ei, Käse, Wurst und Saucen belegt	x	x		x					x
Røget med Spinat	Räucherlachs in Rührei mit Spinat	x	x		x					x

(Fortsetzung)

Spezialitäten		Ei	F	EN	KM	N	Ses	Sel	So	W
Grønlandkaal med brunede kartofler	Grünkohl mit glasierten Kartoffeln				(x)					(x)
Svinemørbrad med svedsker og æbler	Schweinebraten mit Backpflaumen				(x)					
Rødgrød med fløde	Rote Grütze mit Sahne				x					(x)
Bondepige med slør	»Verschleiertes Bauernmädchen« geröstetes Roggenbrot mit Apfelmus und Sahne				x					(x)
Ris a l'amande	Reis-Mandel-Pudding				x	(x)				
Citronfromage	Zitronencreme	x			x					(x)
Romfromage	Rumcreme	x			x					(x)

Englisch

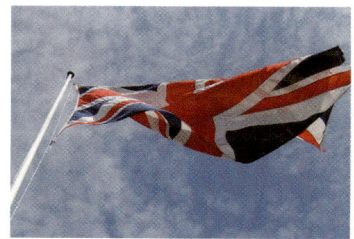

Mit Englisch kommen Sie übrigens auch sehr gut in den Niederlanden und den skandinavischen Ländern zurecht.

Wie heißt's auf Englisch?

Erdnuss	Peanut	Sesam	Sesame seed
Fisch	Fish	Sellerie	Celery
Hühnerei	Egg	Soja	Soy
Kuhmilch	Milk	Weizen	Wheat
Nüsse	Nuts		

Hilfe für das Ausland

Enthält dieses Essen ...?	Does this food contain ...?
Sind auch Spuren von ... ausgeschlossen?	What about trace amounts of ...?
Ich bin allergisch gegen ...	I am allergic against ...

Ein kurzer Blick in die Speisekarte

Spezialitäten		Ei	F	EN	KM	N	Ses	Sel	So	W
Fish and chips	Frittierter panierter Fisch mit Pommes frites	x	x	(x)		(x)				x
Christmas pudding	Gedämpfter Brotpudding mit Nüssen und Trockenfrüchten	x		(x)	x	x			(x)	x
English breakfast	Englisches Frühstück aus gebratenen Eiern, Würstchen, Bohnen in Tomatensauce etc.	x			(x)				(x)	x
Cream tea (Cornwall), Scones	Nachmittagstee mit süßem Gebäck (Scones), Sahne und Marmelade	x		(x)	x	(x)				x
Scrambled eggs	Rührei	x								
Steak and Kidney Pie	Pikante Törtchen mit Teigdeckel, gefüllt mit Rindfleisch und Nieren	(x)			(x)			(x)		x
Ploughman's lunch	Brot und Käse mit Salat				x					x
Herrings fried in oatmeal	Gebratene Heringe in Hafermehl mit Senfsauce	(x)	x		x					
Old english baked cod	Überbackener Kabeljau	(x)	x		x					x

(Fortsetzung)

Spezialitäten		Ei	F	EN	KM	N	Ses	Sel	So	W
Old fashioned beef stew with onion dumplings	Rindfleisch-Gericht mit Klößen, Möhren, Zwiebeln				(x)			(x)		x
Lamb pie	Lamm-Pie	(x)			x					x
Farmhouse chicken casserole	Huhn im Topf mit Kartoffeln und Gemüse				(x)			(x)		(x)
Groset foul	Fruchtcreme mit Sahne				x					
Apple pie with cheese	Gedeckter Apfelkuchen (Pie) mit Käse	(x)		(x)	x	(x)				x
Treacle tart	Sirupkuchen	x			x					x
Bœf en daube	Geschmortes Rindfleisch							(x)		(x)
Southern corn soufflé	Maisauflauf aus den Südstaaten	x			x					(x)
Nancy's ham loaf	Hackbraten	x			(x)					(x)
Fried chicken	Frittiertes Hähnchen	x			(x)					x
Waffles, maple sirup	Waffeln mit Ahornsirup	x			x	(x)				x
Cranberry nutbread	Preiselbeer-Nuss-Brot	x			x	x				x

Französisch

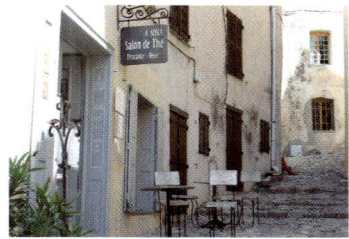

Wie heißt's auf Französisch?

Erdnuss	cacahuète	Nüsse	noix (fruits à coque)
Fisch	poisson		
Hühnerei	œuf de poule (œuf)	Sesam	sésame
		Sellerie	céleri
Kuhmilch	lait de vache (lait)	Soja	soja
		Weizen	blé

Hilfe für das Ausland

Enthält dieses Essen ...?	Ce plat (repas) contient-il ...?
Sind auch Spuren von ... ausgeschlossen?	Des traces de ... en sont elles aussi exclues?
Ich bin allergisch gegen ...	Je suis allergique à ...

Ein kurzer Blick in die Speisekarte

Spezialitäten		Ei	F	EN	KM	N	Ses	Sel	So	W
Angliase	Flüssige Vanillecreme aus gezuckerter Milch und Eigelb	x								x
Bisque	Brühe vom Hummer, Krebsen		(x)		x			x		
Bouillabaisse	Fischsuppe aus Mittelmeer-fischen in Brühe		x					x		
Canapés	Kleine Brotscheiben mit Anchovis, Ei, Hummer	x	x							x
Coquilles	Muscheln mit Fisch		x							
Crêpe	dünner Pfannkuchen	x			x					x
Courtbouillon	Fischsud		x					(x)		
Frangipane	Kuchencreme mit gemahlenen Mandeln	(x)			x	x				x
Œufs mimosa	Gefüllte Eier mit Mayonnaise	x			(x)					
Pate sablée (tartelettes, galette)	Fester Krokantteig, zerbröckelt wie Sand	x			x	x				x

(Fortsetzung)

Spezialitäten		Ei	F	EN	KM	N	Ses	Sel	So	W
Pot-au-feu	Rindfleisch in Gemüse-Fleischbrühe							x		
Ramequins	Pikante Kuchen mit Käse	x			x					x
Sauce béarnaise	Butteremulsion mit Eigelb und Schalotten	x			x			(x)		
Sauce beurre blanc	Butteremulsion mit Schalotten & Gewürzen				x			x		
Soufflés	luftiger Auflauf mit Ei oder Eigelb	x			x					(x)
Soupe à l'onignon	Gratinierte Zwiebelsuppe				x			(x)		x
Soupe de courge à la crème	Kürbiscremesuppe				x			(x)		x
Salade niçoise	Bunter Salat aus Nizza	x	x							

Griechisch

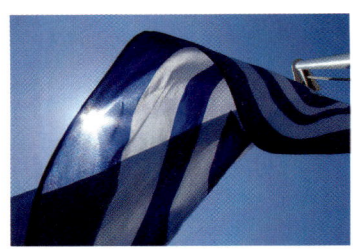

Wie heißt's auf Griechisch?

Allergen	αλλεργιογόνο	Walnüsse	Καρύδια
Erdnuss	αράπικο φιστίκι	Sesam	σουσάμι
Fisch	ψάρι	Sellerie	σέλινο
Hühnerei	αβγό κότας	Soja	σόγια
Kuhmilch	αγελαδινό γάλα	Weizen	σιτάρι

Hilfe für das Ausland

Enthält dieses Essen ...?	Τι περιέχει αυτό το γεύμα ...?
Sind auch Spuren von ... ausgeschlossen?	Αποκλείεται σίγουρα να υπάρχουν ίχνη απο ...
Ich bin allergisch gegen ...	Είμαι αλλεργικός/ αλλεργική σε ...

Ein kurzer Blick in die Speisekarte

Spezialitäten		Ei	F	EN	KM	N	Ses	Sel	So	W
μπαρμπούνια στο φούρνο barbounia sto fourno	Meerbarben in Öl gebacken									x
τσουρέκι tsoureki	Stollen		x							x
κουλουρι oder κουλούρι koulouri	Brotkringel mit Sesam	x			x	(x)	x			x
ταραμοσαλάτα oder ταραμάς taramas	Roter Fischeiersalat	(x)		(x)						
σούπα αυγολέμονο Soupa avgolemono	Zitronensuppe	x	x	(x)					(x)	
τυρόπιττα tiropitta	Schafskäse in Blätterteig	x			(x)		x			x
πέρδικες κρασάτες perdikes krasates	Rebhuhn in Weinsauce	(x)			(x)					
μελιτζάνες μουσακά melitsanes mousaka	Auberginen-Hackfleisch-Auflauf	x		x				(x)		x

(Fortsetzung)

Spezialitäten	Ei	F	EN	KM	N	Ses	Sel	So	W
ντολμαδάκια γιαλαντζι dolmadakia jialantzi Gefüllte Weinblätter	(x)								(x)
κρεασ με κάστανα kreas me kastana Rindfleisch mit Kastanien				x					(x)
σπανακόπιττα spanakopitta Spinatpastete	x			x					x
συκοτάκια sikotakia marinada Marinierte und gebratene Leber									x
αρνι στο χαρτι (κλεξτικο) arni sto charti (kleftiko) Lammkeule in Pergament gegart									(x)
μπακλαβάς Baklavas Blätterteiggebäck mit Nussfüllung	x		(x)	x	x				x
ραβανι Ravani Grießkuchen	x			x					x

112

Italienisch

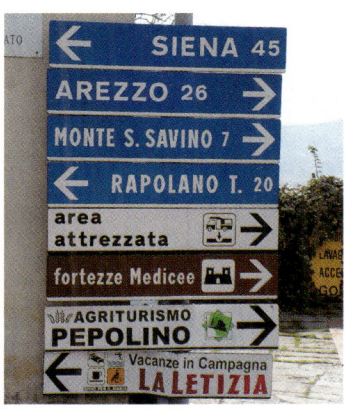

Wie heißt's auf Italienisch?

Erdnuss	Arachidi	Sesam	Semi di sesamo
Fisch	Pesce		
Hühnerei	Uova	Sellerie	Sedano
Kuhmilch	Latte	Soja	Soia
Nüsse	Frutta a guscio	Weizen	Segale

Hilfe für das Ausland

Enthält dieses Essen ...?	Questo pasto/piatto contiene ...?
Sind auch Spuren von ... ausgeschlossen?	Siete certi che non ci sono neanche tracce di ...?
Ich bin allergisch gegen ...	Sono allergico/allergica a ...

Ein kurzer Blick in die Speisekarte

Spezialitäten		Ei	F	EN	KM	N	Ses	Sel	So	W
Acciughe/Alici	Anchovis									
Amarettini	Makronen mit Nussmehl	x		(x)	x	x				x
Aquacotta	Tomaten-Paprika-Suppe aus der Toskana				x			x		x
Baccalá	Stockfisch		x							
Burrida	Suppe aus verschiedenen Fischen mit Pinien und Pilzen		x		x	x				
Castagniccio	Kastanienkuchen mit Nüssen	x			x	x				x
Cassata	Geeiste Quarkbombe	x			x					x
Cassola/Cacciucco	Fischsuppe		x							
Crostini	Leckerbissen mit Büffelkäse und Anchovis		x		(x)					x
Frittata	Omelett	x			(x)					x
Gnocchi di patate	Röm. Kartoffelklößchen mit Fleischsoße	x			x					
Latte rappreso	Dickmilch				x					x

(Fortsetzung)

Spezialitäten		Ei	F	EN	KM	N	Ses	Sel	So	W
Marzapane	Marzipan									
Minestrone	Gemüsesuppe				(x)	x		x		x
Merluzzo	Kabeljau		x							
Nocciola	Haselnuss					x				
Noce	Walnuss					x				
Panna	Sahne				x					
Polenta alla lodigiana	Maisschnitte lombardischer Art	x			x					x
Pinnoccata	Kuchen mit Pinien	x			x	x				x
Pistacchio	Pinienkerne					x				
Risotto alla novarese	Reis mit Knoblauch, Trüffel und Anchovis		x					(x)		
Salmone affumicato	Räucherlachs		x							
Sartu	Fleischtopf mit Tomaten, Gewürzen, Käse				x			x		

(Fortsetzung)

Spezialitäten		Ei	F	EN	KM	N	Ses	Sel	So	W
Torrone	Nougat					x				
Uova strapazzate	Rührei	x			(x)					
Zuppa alla pavese	Fleischbrühe über Röstbrotscheiben, Käse und frischen rohen Eiern	x			x					x

Kroatisch

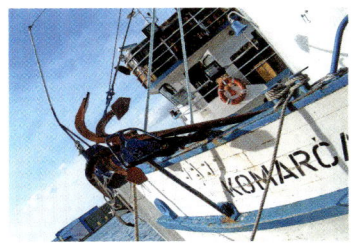

Wie heißt's auf Kroatisch?

Erdnuss	kiki riki	Nüsse	orah
Fisch	riba	Sesam	sezam
Hühnerei	kokošje jaje	Sellerie	celer
Kuhmilch	kravlje mlijeko	Soja	soja
		Weizen	pšenica

Hilfe für das Ausland

Enthält dieses Essen ...?	Sadrži li ovo jelo ...?
Sind auch Spuren von ... ausgeschlossen?	Da li sigurno nema ... sastojace?
Ich bin allergisch gegen ...	ja sam alergičan na ...

Ein kurzer Blick in die Speisekarte

Spezialitäten		Ei	F	EN	KM	N	Ses	Sel	So	W
Sir	Käse				x					
Paški	Schafskäse				(x)					
Brodeto	Fischsuppe		x					x		
Ćevapčići	Hackfleischröllchen	(x)						(x)		(x)
Djuveč	Gemüse (Beilagengemüse oft mit Sellerie)							x		
Palatčinke	Eierkuchen	x			x					x
Žganci sa Mlijekom	Polenta (Maisbrei) mit Milch oder Joghurt				x					
fiš-paprikaš	Suppe aus Karpfen und Paprika		x							
Riba pečena na pirinču	Fisch, auf Reis gebraten		x		(x)					(x)
Musaka	Zucchini-Auflauf	x			x					x
Sataraš	Kesselgulasch				x			(x)		(x)

Portugie-sisch

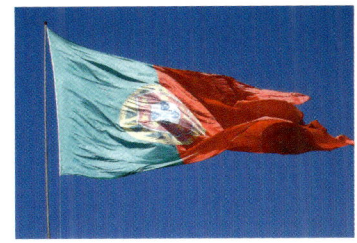

Wie heißt's auf Portugiesisch?

Erdnuss	Amendoim/ Amendoins	Sesam	Sementes de sésamo
Fisch	Peixe	Sellerie	Aipo
Hühnerei	Ovos	Soja	Soja
Kuhmilch	Leite	Weizen	Trigo
Nüsse	Frutos de casca rija oder frutos secos		

Hilfe für das Ausland

Enthält dieses Essen ...?	Contém esta comida ...?
Sind auch Spuren von ... ausgeschlossen?	Estão também excluídos vestigíos de ...?
Ich bin allergisch gegen ...	Eu sou alérgico a ...

Ein kurzer Blick in die Speisekarte

Spezialitäten		Ei	F	EN	KM	N	Ses	Sel	So	W
Amêijoas à marinheira com carne de porco frita	Schweinefleisch mit Muscheln									x
Anchovas	Anchovis		x							
Arenques	Hering		x							
Arroz de forno	Reis aus dem Backofen mit Gemüse							(x)		
Arroz doce	Milchreis				x					
Bacalhau à Gomes de Sá	Stockfisch-Auflauf nach Gomes de Sá	x	x		x					
Queijo Azeitão	Schafschmelzkäse				(x)					
Bacalhau estufado	Kabeljau geschmort		x							
Canja de galinha	Hühnerbouillon							x		
Caldeirada de peixe	Fischsuppe		x					(x)		
Queijo Évora	Trockener Schafskäse				(x)					
Ovos mexidos	Rührei	x								

(Fortsetzung)

Spezialitäten		Ei	F	EN	KM	N	Ses	Sel	So	W
Avelãs	Haselnüsse					x				
Nozes	Walnüsse					x				
Pudim de chocolate	Schokoladencreme				x	x				
Queijo da Serra	Bekannter fetter Schafkäse				x					
Sopa de peixe	Fischsuppe		x					x		
Truta grelhada	Forelle gegrillt		x							

Spanisch

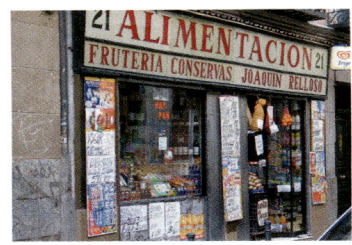

Wie heißt's auf Spanisch?

Erdnuss	Arachides	Sesam	Granos de sésamo
Fisch	Pescado		
Hühnerei	Huevo	Sellerie	Apio
Kuhmilch	Leche	Soja	Soja
Nüsse	Frutos de cáscara	Weizen	Trigo

Hilfe für das Ausland

Enthält dieses Essen …?	Contiene esta comida …?
Sind auch Spuren von … ausgeschlossen?	Tampoco pequeñas cantidades (vestigios) de …?
Ich bin allergisch gegen …	Soy alérgico a …

Ein kurzer Blick in die Speisekarte

Spezialitäten		Ei	F	EN	KM	N	Ses	Sel	So	W
Almendras	Mandeln					x				
Anchoas	Anchovis		x							
Anguilas	Aal		x							
Arroz con leche	Milchreis				x					
Avellanas	Haselnuss					x				
Bacalao a la vizcaina	Kabeljau in Tomatensauce und Gewürzen		x					x		
Bonito en escabeche	Eine in Spanien sehr verbreitete Art eines eingelegten Thunfischs		x							
Calamares fritos	Mit Ei und Mehl-Milchmischung zubereitete Tintenfischringe	x			x					
Embutidos	Wurst							(x)		x
Empanadillas	Lammfleischpastetchen	x	x		(x)					x
Empanadillas de pescado	In Brotteig gebackener Fisch	(x)	x		(x)					x
Gazpacho	Kalte Gemüsesuppe	x						x		

(Fortsetzung)

Spezialitäten		Ei	F	EN	KM	N	Ses	Sel	So	W
Liebre a la cazadora	Hasenrücken nach Jägerin-Art				x			(x)		
Minestra a la vizcaina	Gemüse-Fleischtopf von der Biskaya (mit Ei)	x						(x)		x
Merluza al ajo arriero	Kohlfisch mit roter Sauce		x					(x)		
Natillas	Creme aus Eiern und Milch	x			x					x
Nueces	Nüsse					x				
Pasados por agua	Weiches Ei	x								
Pollo a la catalana	Süß-saure Hähnchenkeulen			x	x				x	
Quesos	Käse				x					
Revueltos	Rührei	x								
Zarzuela	Fischsuppe		x					(x)		

Türkisch

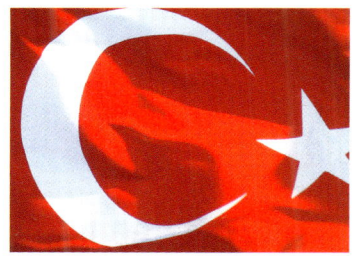

Wie heißt's auf Türisch?

Allergen	alerji	Nüsse	cevizler
Erdnuss	yerfıstığı	Sesam	susam
Fisch	balık	Sellerie	kereviz
Hühnerei	Tavuk yumurtası	Soja	Soya
Kuhmilch	inek sütü	Weizen	buğday

Hilfe für das Ausland

Enthält dieses Essen ...?	Bu yemeğin içinde ... varmı?
Sind auch Spuren von ... ausgeschlossen?	Az miktardada olsa içinde ... yokmu?
Ich bin allergisch gegen ...	Benim ... alerjim var.

Ein kurzer Blick in die Speisekarte

Spezialitäten		Ei	F	EN	KM	N	Ses	Sel	So	W
Mezeler	Vorspeisenteller	x	x	x	x	x	x	x		x
kebap	Gefüllte Brotfladen	(x)			x		x			x
mantı	Gefüllte Teigtaschen, oft mit Joghurt serviert	x		(x)	x	(x)	(x)			x
börek	Salziges Gebäck	x		(x)	x		(x)			x
Tahin	Sesampaste						x			
Kisir	Bulgursalat									x
Balik Gorbasi	Fischsuppe	(x)	x					(x)		(x)
Yumurta dolması	Gefüllte Eier	x			x					
Zeytin yağ'i ile kizartilmis balik	Fisch in Olivenöl		x							
Lahana Firinda	Weißkohl-Hackfleisch-Auflauf	x		x	x			(x)		(x)
Patlican kebabi	Auberginen-Fleisch-Pfanne			(x)	(x)			(x)		
Karişik Pilav	Hammel-Reis-Gericht			(x)	(x)			(x)		
Yoğortlu Kebab	Lammfleischspieße mit Joghurtsauce mit Graubrot			x						x

Nützliche Bücher und Adressen

Claudia Thiel
Der große Trias-Ratgeber Nahrungsmittelallergie
ISBN: 3830431414

Praxisbuch Lebensmittelallergie
Der sichere Weg zur richtigen Diagnose und optimalen Therapie
bei Allergien und Unverträglichkeiten
ISBN: 978-3-517-08286-8

Deutscher Allergie- und Asthmabund e. V. (DAAB)
Fliethstr. 14
41061 Mönchengladbach
Tel.: (0 21 61) 81 49 40
Fax: (0 21 61) 8 14 94 30
E-Mail: info@daab.de
www.daab.de

VDD Verband der Diätassistenten –
Deutscher Bundesverband e. V.
Bismarckstr. 96
40042 Düsseldorf
Tel.: (02 11) 16 21 75
Fax: (02 11) 35 73 89
E-Mail: vdd-duesseldorf@t-online.de
www.vdd.de

VDO$_E$ Verband der Oecotrophologen e. V.
Reuterstr. 161
53113 Bonn
Tel.: (02 28) 28 92 20
Fax: (02 28) 2 89 22 77
E-Mail: vdoe@vdoe.de
www.vdoe.de

www.aid.de

www.was-wir-essen.de

*Bibliografische Information
der Deutschen Nationalbibliothek*
Die Deutsche Nationalbibliothek verzeichnet
diese Publikation in der Deutschen National-
bibliografie; detaillierte bibliografische Da-
ten sind im Internet über
http://dnb.d-nb.de abrufbar.

Programmplanung: Uta Spieldiener

Redaktion und Bildredaktion:
Anja Fleischhauer

Umschlaggestaltung und Layout:
CYCLUS · Visuelle Kommunikation, Stuttgart

Bildnachweis:
Umschlagfoto: Mauritius
Fotos im Innenteil:
BLE Bonn, Dominic Menzler: S. 27; BLE Bonn,
Thomas Stephan: S. 5, 8, 16, 36; C & A: S. 18;
Creativ Collection: S. 51, 88; Eigene Bilder
der Thieme Verlagsgruppe: S. 54; MEV: S. 6,
96; Photo Alto: S. 4, 8/9; Photo Disc: S. 46,
81, 92; Pixelquelle: S. 23; Stock.xchng: S. 42,
62, 65, 75, 78, 85, 101, 104, 107, 110, 113,
117, 119, 122, 125; Fridhelm Volk: S. 32, 71
Die abgebildeten Personen haben in keiner
Weise etwas mit der Krankheit zu tun.

Wichtiger Hinweis: Wie jede Wissenschaft ist
die Medizin ständigen Entwicklungen unter-
worfen. Forschung und klinische Erfahrung
erweitern unsere Erkenntnisse, insbesondere
was Behandlung und medikamentöse Therapie anbelangt. Soweit in diesem Werk eine
Dosierung oder eine Applikation erwähnt
wird, darf der Leser zwar darauf vertrauen,
dass Autoren, Herausgeber und Verlag große
Sorgfalt darauf verwandt haben, dass diese
Angabe dem **Wissensstand bei Fertigstel-
lung des Werkes** entspricht.
Die Ratschläge und Empfehlungen dieses Buches wurden vom Autor und Verlag nach bes-
tem Wissen und Gewissen erarbeitet und
sorgfältig geprüft. Dennoch kann eine Garan-
tie nicht übernommen werden. Eine Haftung
des Autors, des Verlages oder seiner Beauf-
tragten für Personen-, Sach- oder Vermö-
gensschäden ist ausgeschlossen.

© 2007 TRIAS Verlag in MVS Medizinverlage
Stuttgart GmbH & Co. KG
Ein Unternehmen der Thieme Verlagsgruppe
Oswald-Hesse-Straße 50, 70469 Stuttgart

Printed in Germany

Satz: Fotosatz Buck, Kumhausen
gesetzt in QuarkXPress
Druck: Westermann Druck Zwickau GmbH,
Zwickau

Gedruckt auf chlorfrei gebleichtem Papier

ISBN 978-3-8304-3351-4   1 2 3 4 5 6